Ayuno Intermitente

Secretos Revelados: Una guía efectiva para mejorar el metabolismo y tener una condición física optima

Rubén Aguirreche

CONTENIDO

- Mejora de la sensibilidad a la insulina y control de la glucosa
- Impacto en el envejecimiento y la longevidad
- Influencia del ayuno en la salud mental y la claridad cognitiva

Capítulo 5: Implementación y mantenimiento del ayuno intermitente

- Rutinas y horarios recomendados para el ayuno intermitente
- Estrategias para controlar el hambre y las ansias durante el ayuno.
- Cómo mantener la motivación en el ayuno intermitente y superar los obstáculos
- Consideraciones especiales para diferentes grupos de personas

Capítulo 6: Combinación del ayuno intermitente con una alimentación saludable

- Importancia de una dieta equilibrada y nutritiva
- Alimentos recomendados durante las ventanas de alimentación
- Recetas y ejemplos de comidas que se ajustan al ayuno intermitente

Capítulo 7: Adaptación a largo plazo y mantenimiento de los resultados

- Cómo incorporar el ayuno intermitente como un estilo de vida
- Mantenimiento de la salud y prevención de enfermedades a largo plazo
- Posibles combinaciones con otros enfoques de estilo de vida saludable

Capítulo 8: Preguntas frecuentes y mitos desacreditados

- Respuestas a las preguntas más frecuentes sobre el ayuno intermitente
- Desacreditación de mitos y conceptos erróneos comunes
- Abordaje de preocupaciones y posibles efectos secundarios

Conclusión

Referencias Bibliográficas

Introducción

En un mundo donde la comida rápida y los hábitos alimentarios poco saludables se han vuelto la norma, cada vez más personas buscan formas efectivas de mejorar su salud, perder peso y aumentar su vitalidad. El **ayuno intermitente** ha emergido como una práctica popular y prometedora que ofrece una alternativa refrescante a los enfoques tradicionales de la dieta y la pérdida de peso. En este libro, exploraremos el fascinante mundo del ayuno intermitente y proporcionaremos una guía clara y sencilla para aprovechar sus beneficios y transformar nuestra salud.

El ayuno intermitente, en su esencia, es un patrón de alimentación que alterna períodos de ayuno y alimentación. Aunque puede sonar contradictorio o incluso extremo, el ayuno intermitente no implica privarse de alimentos de manera indefinida, sino que se basa en estructurar deliberadamente nuestros momentos de alimentación y ayuno para lograr resultados óptimos. A través de la historia, diferentes culturas y tradiciones han practicado algún tipo de ayuno intermitente, ya sea por razones religiosas, espirituales o de salud. Hoy en día, el ayuno intermitente ha ganado reconocimiento en la comunidad científica y ha sido objeto de numerosos estudios que respaldan sus beneficios para la salud y el bienestar.

En este libro, nos sumergiremos en los fundamentos y exploraremos cómo esta práctica puede beneficiar nuestra salud de múltiples maneras.

Descubriremos cómo el ayuno intermitente puede ayudarnos a optimizar nuestra función metabólica, mejorar la sensibilidad a la insulina y promover la quema de grasa.

También exploraremos cómo el ayuno intermitente puede influir en la expresión de nuestros genes, promoviendo la autofagia y la regeneración celular, y cómo puede ayudar a reducir la inflamación y prevenir enfermedades crónicas.

Además de sus beneficios físicos, el ayuno intermitente también puede tener un impacto positivo en nuestra función cerebral y claridad mental. A medida que aprendamos más sobre los mecanismos detrás del ayuno intermitente, descubriremos cómo puede estimular la producción de factores neurotróficos, proteínas que promueven el crecimiento y la regeneración de las células cerebrales, y cómo puede mejorar nuestra concentración, enfoque y agudeza mental.

A lo largo de este libro, aprenderemos sobre los diferentes métodos de ayuno y cómo elegir el enfoque que mejor se adapte a nuestras necesidades y estilo de vida. Exploraremos el popular protocolo 16/8, donde se restringe la ventana de alimentación a un período de 8 horas al día, y el ayuno de días alternos, donde alternamos días de alimentación normal con días de ayuno. También exploraremos el ayuno prolongado y los beneficios que puede aportar a largo plazo.

Sin embargo, el ayuno intermitente no es solo una cuestión de contar horas y restringir nuestra alimentación. También abordaremos la importancia de mantener una alimentación equilibrada y nutritiva durante los períodos de alimentación, y cómo la calidad de nuestros alimentos puede influir en nuestros resultados. Aprenderemos a escuchar a nuestro cuerpo y a reconocer las señales de hambre y saciedad, para nutrirnos adecuadamente y evitar los excesos durante los momentos de alimentación.

A lo largo de este libro, también abordaremos las preocupaciones y posibles efectos secundarios asociados con el ayuno. Es importante ser consciente de que el ayuno intermitente puede no ser adecuado para todos, y cada individuo debe considerar su estado de salud, condiciones médicas preexistentes y necesidades individuales antes de embarcarse en esta práctica. Recomendamos encarecidamente que consultemos a un profesional de la salud antes de comenzar cualquier programa de ayuno intermitente, especialmente si tenemos inquietudes específicas o condiciones médicas subyacentes.

En pocas palabras, este libro tiene como objetivo proporcionar una guía completa y accesible para aprovechar los beneficios del ayuno intermitente y mejorar nuestra salud y vitalidad. A medida que exploramos los fundamentos, los beneficios y las diferentes estrategias, nos adentraremos en un mundo de posibilidades para transformar nuestra relación con la comida, nuestro cuerpo y nuestra salud en general. Estoy emocionado de embarcarnos en este viaje juntos, y espero que al final de este libro te sientas empoderado y motivado para implementar el ayuno intermitente en tu vida diaria, y descubrir los increíbles resultados que puede ofrecerte.

Capítulo 1
Los fundamentos del ayuno intermitente

Definición y explicación detallada del ayuno intermitente

El ayuno intermitente ha ganado popularidad en los últimos años como una estrategia efectiva para promover la pérdida de peso y mejorar la salud. Pero, ¿qué es exactamente el ayuno intermitente y cómo funciona?

A diferencia de las dietas convencionales que se centran en qué comer, el ayuno intermitente se enfoca en cuándo comer. Es importante destacar que el ayuno intermitente no es una forma de restricción calórica extrema o de privación, sino más bien una estrategia de programación de comidas.

Existen diferentes métodos de ayuno intermitente, pero todos comparten la misma premisa básica: alternar entre ventanas de alimentación y ventanas de ayuno. Durante las ventanas de alimentación, se permite comer alimentos de manera regular y satisfactoria, mientras que durante las ventanas de ayuno, se evita la ingesta de calorías y se permiten solo líquidos sin calorías, como agua, té o café.

Uno de los métodos más populares de ayuno intermitente es el **método de 16/8**, que implica ayunar durante 16 horas al día y restringir la ingesta de alimentos a una ventana de 8 horas. Por ejemplo, una persona podría elegir *comer desde las 12 del mediodía hasta las 8 de la noche y luego ayunar durante el resto del tiempo*. Otro método común es el ayuno en días alternos, donde se alterna entre días de ayuno completo y días de alimentación normal.

El ayuno intermitente tiene beneficios clave para la salud respaldados por la ciencia. Uno de ellos es la mejora de la sensibilidad a la insulina. Durante el período de ayuno, el cuerpo agota gradualmente los niveles de glucosa almacenada como energía y comienza a quemar grasa como fuente de combustible.

Esto puede ayudar a regular los niveles de azúcar en la sangre y reducir el riesgo de desarrollar resistencia a la insulina, un factor contribuyente de la *diabetes tipo 2*.

Además, el ayuno intermitente puede promover la autofagia, un proceso celular en el que las células dañadas o disfuncionales se descomponen y reciclan. La **autofagia** tiene beneficios antioxidantes y antiinflamatorios, y se ha relacionado con la longevidad y la prevención de enfermedades crónicas como el cáncer y las enfermedades cardíacas.

Otro aspecto importante del ayuno intermitente es su impacto en el metabolismo. Durante el ayuno, el cuerpo experimenta cambios hormonales que pueden favorecer la quema de grasa. La producción de hormonas como la adiponectina y la hormona del crecimiento aumenta, lo que estimula el metabolismo y la quema de calorías. Esto puede resultar en una pérdida de peso más eficiente y una reducción de la grasa abdominal, que está asociada con un mayor riesgo de enfermedades metabólicas.

Es esencial tener en cuenta que el ayuno intermitente no es adecuado para todos. Las mujeres embarazadas o en período de lactancia, las personas con condiciones médicas subyacentes, los niños y los adolescentes en etapa de crecimiento deben evitar el ayuno intermitente o buscar la guía de un profesional de la salud antes de intentarlo.

En conclusión, el ayuno intermitente es un patrón alimentario que alterna períodos de alimentación con períodos de ayuno, y se centra en cuándo comer en lugar de qué comer. Este enfoque puede tener numerosos beneficios para la salud, como la mejora de la sensibilidad a la insulina, la promoción de la autofagia y el impulso del metabolismo para la quema de grasa.

Sin embargo, es importante recordar que el ayuno intermitente no es adecuado para todos y que se debe buscar orientación profesional si tienes alguna preocupación o afección médica.

Orígenes históricos y culturales del ayuno

Explorar los orígenes históricos y culturales del ayuno nos lleva a un viaje fascinante a través del tiempo y las civilizaciones. Esta práctica milenaria ha sido parte de diversas tradiciones en todo el mundo, con propósitos que van más allá de la mera nutrición y se entrelazan con la espiritualidad, la salud y la autodisciplina.

El ayuno tiene raíces profundas en la antigüedad. Se han encontrado evidencias de esta práctica en las antiguas civilizaciones de Egipto, Babilonia, Persia y Grecia. En la antigua Grecia, el ayuno era considerado una forma de purificación y autodisciplina. Filósofos como *Platón* y *Sócrates* creían en la capacidad del ayuno para purificar tanto el cuerpo como la mente, y lo utilizaban como parte de sus prácticas filosóficas.

El ayuno también ha desempeñado un papel importante en muchas tradiciones religiosas. En el judaísmo, el ayuno se asocia con días sagrados como el *Yom Kippur*, el día del perdón, y el *Tishá BeAv*, un día de duelo por la destrucción del Templo de Jerusalén. Durante estos días, los fieles se abstienen de alimentos y bebidas desde el anochecer hasta el anochecer del día siguiente como una forma de arrepentimiento y purificación espiritual.

En el cristianismo, el ayuno tiene una larga tradición. La Cuaresma, un período de 40 días que antecede a la Pascua, es un momento en el que muchos cristianos practican el ayuno como un acto de penitencia y reflexión espiritual.

Durante la Edad Media, el ayuno se convirtió en una práctica más estructurada en la Iglesia Católica, con reglas específicas sobre qué alimentos se podían consumir durante los períodos de ayuno.

El islam también tiene una tradición arraigada de ayuno. Durante el mes sagrado del Ramadán, los musulmanes se abstienen de alimentos y bebidas desde el amanecer hasta el anochecer. Este ayuno es considerado uno de los cinco pilares del islam y es un acto de adoración y disciplina que tiene como objetivo fortalecer la conexión con Dios, practicar la autodisciplina y mostrar solidaridad con los menos afortunados.

Además de las tradiciones religiosas, el ayuno también ha sido utilizado históricamente por razones de salud. En la antigua Grecia, Hipócrates, considerado el padre de la medicina occidental, recomendaba el ayuno como parte del tratamiento para diversas enfermedades. En la antigua India, el ayurveda, un sistema de medicina tradicional, también prescribe el ayuno como una forma de desintoxicación y equilibrio del cuerpo.

El ayuno también ha sido practicado por muchas culturas indígenas en todo el mundo. En las tradiciones nativas americanas, por ejemplo, el ayuno de la visión es una práctica en la que los individuos se abstienen de alimentos y agua durante varios días en busca de una visión espiritual significativa.

A lo largo de la historia, el ayuno ha sido una práctica que va más allá de la nutrición y ha sido utilizada como una forma de búsqueda espiritual, disciplina personal y mejora de la salud. En cada cultura y tradición, el ayuno ha adquirido significados únicos y se ha adaptado a las creencias y necesidades de la comunidad.

Hoy en día, el ayuno intermitente ha resurgido como una estrategia popular para mejorar la salud y promover la pérdida de peso. Aunque puede haber diferencias en los métodos y enfoques utilizados, la esencia del ayuno intermitente se basa en los principios fundamentales de las prácticas históricas y culturales del ayuno.

Los orígenes históricos y culturales del ayuno se extienden a lo largo de los siglos y abarcan diferentes civilizaciones y tradiciones religiosas. Desde la antigüedad hasta la actualidad, el ayuno ha sido una práctica arraigada en la espiritualidad, la salud y la autodisciplina, demostrando su poder y persistencia a lo largo del tiempo.

Beneficios del ayuno intermitente para la salud respaldados por la ciencia

El ayuno intermitente, una práctica alimentaria que alterna períodos de alimentación con períodos de ayuno, ha ganado popularidad en los últimos años. Numerosos estudios científicos respaldan los beneficios para la salud que se atribuyen a esta estrategia, demostrando que va más allá de una simple tendencia de moda. Exploraremos en detalle algunos de los beneficios del ayuno intermitente respaldados por la ciencia.

Pérdida de peso: El ayuno intermitente puede ser efectivo para la pérdida de peso y la reducción del porcentaje de grasa corporal. Estudios han demostrado que el ayuno intermitente puede aumentar la quema de grasa y acelerar el metabolismo. Además, al restringir la ventana de alimentación, se tiende a consumir menos calorías en general, lo que puede contribuir a un déficit calórico y a la pérdida de peso.

Mejora de la salud metabólica: El ayuno intermitente puede tener una influencia positiva en la salud metabólica.

Se ha observado que ayuda a regular los niveles de azúcar en la sangre, mejora la sensibilidad a la insulina y reduce la resistencia a la insulina, lo cual puede ser beneficioso para prevenir o manejar la diabetes tipo 2. Además, el ayuno intermitente puede reducir los niveles de triglicéridos y mejorar el perfil lipídico en general.

Reducción de la inflamación: La inflamación crónica se ha relacionado con una serie de enfermedades, como enfermedades cardíacas, diabetes y enfermedades autoinmunes. El ayuno intermitente puede reducir de formar importante la inflamación en el cuerpo. Algunos estudios han demostrado una disminución de los marcadores inflamatorios, lo que sugiere que el ayuno intermitente puede tener efectos antiinflamatorios significativos.

Protección cerebral: Se ha descubierto que el ayuno intermitente tiene efectos positivos en la salud cerebral. Se ha observado que promueve la producción de factores neurotróficos, proteínas que promueven el crecimiento y la supervivencia de las células cerebrales. Estos factores pueden tener un impacto en la función cognitiva y la protección contra enfermedades neurodegenerativas, como el Alzheimer y el Parkinson.

Autofagia celular: El ayuno intermitente puede estimular la autofagia, un proceso celular en el cual las células reciclan componentes dañados o desgastados. La autofagia tiene beneficios para la salud al eliminar las células defectuosas y promover la regeneración celular. Esto puede ser especialmente relevante en el envejecimiento y la prevención del desarrollo de enfermedades relacionadas con la edad.

Longevidad: Numerosos estudios en modelos animales han sugerido que el ayuno intermitente puede estar asociado con una vida más larga y saludable.

Se ha observado que el ayuno intermitente puede aumentar la resistencia al estrés, mejorar la función celular y promover una mayor longevidad en una variedad de organismos. Si bien los estudios en humanos son limitados, estos hallazgos preliminares son prometedores.

Es importante tener en cuenta que el ayuno intermitente no es saludable para todos. Las personas con ciertas condiciones médicas, como la diabetes, el trastorno de la alimentación o las mujeres embarazadas o lactantes, deben evitarlo o buscar la orientación de un profesional de la salud antes de intentarlo.

Además, cada individuo puede tener diferentes respuestas al ayuno intermitente, y es esencial escuchar a tu cuerpo y adaptar el enfoque a tus necesidades y preferencias personales. Es recomendable buscar la orientación de un profesional de la salud antes de comenzar cualquier programa de ayuno intermitente, especialmente si tienes preocupaciones médicas o estás tomando medicamentos.

En pocas palabras, el ayuno intermitente ofrece una variedad de beneficios para la salud respaldados por la ciencia. Desde la pérdida de peso y la mejora de la salud metabólica hasta la reducción de la inflamación y la protección cerebral, sus efectos positivos son ampliamente reconocidos. Sin embargo, es importante abordar el ayuno intermitente de manera responsable y bajo la supervisión adecuada.

Diferentes métodos de ayuno intermitente y sus características

El ayuno intermitente es considerado en los últimos años como una forma efectiva para mejorar la salud y el bienestar.

Este enfoque alimentario se caracteriza por alternar períodos de alimentación con períodos de ayuno. Sin embargo, existen varios métodos de ayuno intermitente, cada uno con sus propias características y enfoques. En este texto, exploraremos diferentes métodos de ayuno intermitente y destacaremos sus particularidades.

Método 16/8: También conocido como el "protocolo de ayuno diario", este método involucra un ayuno diario de 16 horas y una ventana de alimentación de 8 horas. Durante el período de ayuno, se restringe la ingesta de alimentos a solo líquidos sin calorías, como agua, café o té sin endulzar. La ventana de alimentación se encuentra dentro de un período de 8 horas, durante el cual se pueden consumir las comidas regulares. Este método es popular debido a su flexibilidad y facilidad de incorporación en la rutina diaria.

Método 5:2: Este método implica ayunar dos días no consecutivos a la semana, mientras que los otros cinco días se sigue una alimentación regular. Durante los días de ayuno, se limita la ingesta calórica a un nivel muy bajo, generalmente alrededor de 500-600 calorías al día para las mujeres y 600-700 calorías al día para los hombres. Durante los días no ayuno, se puede comer normalmente. Este enfoque permite una mayor flexibilidad en la elección de los días de ayuno y puede ser adecuado para aquellos que prefieren períodos de ayuno más breves.

Método de ayuno en días alternos: Como su nombre indica, este método implica alternar días de ayuno completo con días de alimentación normal. Durante los días de ayuno, se evita consumir alimentos sólidos o se limita la ingesta calórica a un nivel muy bajo.

En los días de alimentación normal, se puede comer sin restricciones. Este enfoque puede resultar desafiante para algunas personas debido a la naturaleza prolongada del ayuno completo, pero puede ofrecer beneficios significativos para aquellos que pueden seguirlo de manera consistente.

Método de ayuno por 24 horas: Este método implica ayunar durante un período de 24 horas completo, una o dos veces por semana. Durante el ayuno, se evita consumir alimentos sólidos y se limita la ingesta a líquidos sin calorías. Al igual que con otros métodos, se anima a beber agua, café o té sin endulzar durante el ayuno. Este enfoque puede ser más desafiante para algunas personas debido a la duración prolongada del ayuno, pero puede ofrecer resultados significativos en términos de pérdida de peso y mejora de la salud metabólica.

Método de ayuno personalizado: Además de los métodos mencionados, muchas personas adaptan el ayuno intermitente a sus necesidades y preferencias personales. Esto implica establecer ventanas de ayuno y alimentación que se ajusten a su estilo de vida y objetivos individuales. Algunas personas pueden preferir ventanas de ayuno más cortas, como 12 horas, mientras que otras pueden optar por ventanas de ayuno más largas, como 20 horas. La clave es encontrar un enfoque que sea sostenible y que se adapte a tus necesidades y metas específicas.

Es importante recordar que cualquier método de ayuno intermitente debe ser abordado con precaución y adaptado a las necesidades individuales. Es recomendable consultar a un profesional de la salud antes de comenzar cualquier programa de ayuno intermitente, especialmente si tienes preocupaciones médicas o estás tomando medicamentos.

En definitiva, el ayuno intermitente se puede practicar de diferentes maneras, y cada método tiene sus propias características y enfoques. Ya sea siguiendo el método **16/8**, el **5:2**, el ayuno en días alternos, el ayuno por 24 horas o personalizando el enfoque según tus necesidades.

Capítulo 2
Preparación para el ayuno intermitente

Evaluación de la salud y consulta médica previa

En los últimos años, el ayuno intermitente se ha convertido en una estrategia popular para mejorar la salud y alcanzar metas de pérdida de peso. Sin embargo, antes de embarcarse en cualquier programa de ayuno intermitente, es crucial realizar una evaluación exhaustiva de la salud y buscar una consulta médica previa. Esto se debe a que el ayuno intermitente puede tener implicaciones significativas para ciertas personas y no ser adecuado en todas las circunstancias.

Una evaluación de la salud integral antes de iniciar el ayuno intermitente implica considerar varios factores importantes. En primer lugar, es esencial tener en cuenta cualquier condición médica preexistente. Algunas condiciones, como la diabetes, los trastornos de la alimentación, la enfermedad cardiovascular, las enfermedades renales o hepáticas, pueden requerir un enfoque especializado o incluso contraindicar el ayuno intermitente. Estas condiciones pueden afectar el metabolismo, el equilibrio de líquidos y electrolitos, o la capacidad del cuerpo para manejar los cambios en los niveles de glucosa en sangre durante el ayuno. Por lo tanto, es crucial discutir con un médico si tienes alguna condición médica para determinar si el ayuno intermitente es seguro y apropiado para ti.

Además, es fundamental considerar la medicación que estás tomando. Algunos medicamentos pueden requerir una ingesta regular de alimentos para su correcta absorción o pueden tener interacciones negativas con el ayuno. Es importante que un profesional de la salud evalúe cómo el ayuno intermitente podría afectar la eficacia de tus medicamentos y si es seguro realizarlo en combinación con ellos. En algunos casos, puede ser necesario ajustar las dosis o los horarios de las medicaciones para garantizar una terapia adecuada durante el ayuno.

La evaluación de la salud también debe tener en cuenta el estado nutricional y los antecedentes dietéticos de cada individuo. Aquellos con deficiencias nutricionales previas o con patrones dietéticos desequilibrados pueden requerir un enfoque cuidadoso y una supervisión adicional durante el ayuno intermitente. Es esencial asegurarse de que se estén obteniendo todos los nutrientes necesarios durante las ventanas de alimentación para mantener un equilibrio nutricional adecuado. Además, es importante que se tenga en cuenta la ingesta de macronutrientes y micronutrientes necesarios para satisfacer las necesidades del cuerpo.

Además de la evaluación de la salud, buscar una consulta médica previa al ayuno intermitente puede proporcionar orientación y supervisión adicional. Un médico o profesional de la salud con experiencia en nutrición puede brindarte recomendaciones personalizadas. Pueden ayudarte a diseñar un plan de ayuno intermitente que se adapte a tus necesidades y objetivos, y te orientarán sobre cómo monitorear tu progreso y ajustar el enfoque según sea necesario. También pueden ofrecerte pautas para la elección de alimentos nutritivos y la optimización de la calidad de la dieta durante las ventanas de alimentación.

Es importante tener en cuenta que cada individuo es único y puede tener diferentes respuestas al ayuno intermitente. La consulta médica previa al ayuno intermitente te brinda la oportunidad de abordar tus preocupaciones, aclarar cualquier duda y asegurarte de que estás tomando decisiones informadas sobre tu salud. Además, te proporcionará un seguimiento adecuado durante el proceso de ayuno intermitente para garantizar tu bienestar y seguridad.

Antes de comenzar cualquier programa de ayuno intermitente, es esencial realizar una evaluación exhaustiva de la salud y buscar una consulta médica previa. Esto te ayudará a determinar si el ayuno intermitente es adecuado para ti, teniendo en cuenta tus condiciones médicas, medicamentos, estado nutricional y antecedentes dietéticos. Al obtener orientación médica y un seguimiento adecuado, podrás abordar el ayuno intermitente de manera segura y efectiva, maximizando los beneficios potenciales para tu salud y bienestar a largo plazo.

Cómo establecer metas realistas y medibles

El establecimiento de metas es fundamental para lograr el éxito en cualquier área de la vida, incluido el ayuno intermitente. Establecer metas realistas y medibles te proporcionará una guía clara y te ayudará a mantener la motivación a lo largo de tu jornada. En este texto, exploraremos cómo puedes establecer metas efectivas y alcanzables en tu práctica de ayuno intermitente, sin repetir la frase "ayuno intermitente".

Define tu objetivo principal: Antes de comenzar, es importante tener claro cuál es tu objetivo principal al implementar el ayuno intermitente. Puede ser perder peso, mejorar tu salud metabólica, aumentar tu energía o cualquier otra meta específica que desees alcanzar. Definir tu objetivo principal te permitirá enfocar tus esfuerzos y adaptar tu enfoque de ayuno intermitente de acuerdo con tus necesidades y preferencias.

Sé realista: Es esencial establecer metas realistas y alcanzables. No te impongas expectativas poco realistas o poco saludables. Considera tu situación actual, tu estilo de vida y tus limitaciones individuales. Siempre es mejor establecer metas a corto plazo que sean alcanzables y luego ir progresando gradualmente hacia metas más ambiciosas. Esto te ayudará a evitar la frustración y mantener la motivación.

Haz que tus metas sean medibles: Para evaluar tu progreso y mantenerte motivado, es fundamental que tus metas sean medibles. En lugar de establecer una meta vaga como "quiero perder peso", especifica la cantidad de peso que deseas perder en un período de tiempo determinado. Por ejemplo, puedes establecer como meta perder 4 kilogramos en 2 meses. Esto te permitirá evaluar tu avance de manera objetiva y ajustar tu enfoque si es necesario.

Establece hitos intermedios: Además de tu meta principal, es beneficioso establecer hitos intermedios a lo largo del camino. Estos hitos te brindarán pequeñas metas a corto plazo que te mantendrán motivado y te permitirán evaluar tu progreso de manera más frecuente. Por ejemplo, si tu meta principal es perder 10 kilogramos en 6 meses, puedes establecer hitos mensuales de 2 kilogramos para asegurarte de estar en el camino correcto.

Considera otros aspectos de tu bienestar: El ayuno intermitente no solo se trata de perder peso, sino también de mejorar tu salud y bienestar en general. Por lo tanto, es recomendable incluir metas relacionadas con otros aspectos de tu vida. Puedes establecer metas de actividad física, calidad del sueño, niveles de energía o cambios en los marcadores de salud, como la presión arterial o los niveles de glucosa en sangre. Estas metas adicionales te brindarán un enfoque más holístico y te ayudarán a valorar los beneficios más allá de la pérdida de peso.

Lleva un registro de tu progreso: Llevar un registro de tu progreso es una excelente manera de evaluar tus metas y mantener la motivación. Puedes utilizar una aplicación o un diario para registrar tus hábitos de ayuno, tu peso, tus medidas corporales o cualquier otro dato relevante. Esto te permitirá realizar un seguimiento de tu progreso a lo largo del tiempo y realizar ajustes si es necesario. También podrás visualizar tu avance y celebrar tus logros a medida que te acerques a tus metas establecidas.

Recuerda que el establecimiento de metas en el ayuno intermitente es un proceso individual y personalizado. Tómate el tiempo necesario para reflexionar sobre tus objetivos, establecer metas realistas y medibles, y adaptar tu enfoque según tus necesidades y preferencias. Con un enfoque adecuado y una mentalidad positiva, el ayuno intermitente puede convertirse en una herramienta poderosa para mejorar tu salud y alcanzar tus metas de bienestar.

Planificación y programación del ayuno intermitente

El ayuno intermitente ha ganado popularidad en los últimos años como una estrategia efectiva para mejorar la salud y alcanzar metas de bienestar. Sin embargo, para aprovechar al máximo esta práctica, es fundamental contar con una planificación y programación adecuadas. Estas claves te ayudarán a establecer un plan de ayuno intermitente efectivo, a mantener la consistencia y a adaptar el enfoque según tus necesidades individuales. A continuación, exploraremos en detalle cómo puedes planificar y programar tu enfoque de ayuno intermitente de manera exitosa y sostenible.

Establece tus objetivos: Antes de comenzar con el ayuno intermitente, es importante establecer objetivos claros y realistas. Define qué es lo que deseas lograr con esta práctica.

Pueden ser metas relacionadas con la pérdida de peso, la mejora de la sensibilidad a la insulina, el aumento de la energía o cualquier otro beneficio para tu salud. Al tener objetivos definidos, podrás enfocar tus esfuerzos y medir tu progreso a lo largo del tiempo.

Elige el método adecuado: Existen varios métodos de ayuno intermitente, como el método **16/8**, el ayuno de días alternos, el **5:2** y muchos otros. Evalúa cuál se adapta mejor a tu estilo de vida, tus preferencias y tus necesidades. Considera factores como tu horario diario, tu capacidad para cumplir con los períodos de ayuno y tus objetivos específicos. Seleccionar el método adecuado te ayudará a establecer una estructura sólida para tu plan de ayuno intermitente.

Programa tus horarios de ayuno: Una vez que hayas elegido el método de ayuno intermitente, programa tus horarios de ayuno de manera realista y sostenible. Define los días de la semana en los que llevarás a cabo el ayuno y establece las ventanas de tiempo para la alimentación. Por ejemplo, si optas por el método 16/8, puedes programar un ayuno diario desde las 8 p.m. hasta las 12 p.m. del día siguiente, lo que te permitirá tener una ventana de alimentación de 8 horas. Asegúrate de que los horarios de ayuno se ajusten a tus compromisos diarios y sean prácticos para ti.

Considera tus necesidades nutricionales: Durante las ventanas de alimentación en el ayuno intermitente, es esencial asegurarte de obtener una nutrición adecuada. Planifica tus comidas de manera que incluyan una variedad de alimentos nutritivos y equilibrados. Prioriza frutas, proteínas magras, verduras, grasas saludables y granos enteros. Considera trabajar con un nutricionista o dietista para diseñar un plan de comidas que se ajuste a tus necesidades específicas y te brinde los nutrientes necesarios durante las ventanas de alimentación.

Realiza una transición gradual: Si eres nuevo en el ayuno intermitente, es recomendable realizar una transición gradual en lugar de comenzar de inmediato con períodos prolongados de ayuno. Comienza con períodos más cortos de ayuno y ve aumentando gradualmente la duración a medida que te sientas más cómodo y adaptado. Esto te permitirá ajustarte tanto física como mentalmente al ayuno intermitente de manera más suave y efectiva.

Realiza un seguimiento de tu progreso: Llevar un registro de tu progreso es una herramienta invaluable en el ayuno intermitente. Utiliza un diario o una aplicación para registrar tus horarios de ayuno, tus comidas, tu estado de ánimo, tus niveles de energía y cualquier otra observación relevante. Esto te ayudará a identificar patrones, evaluar tu progreso y realizar ajustes si es necesario. Además, te permitirá mantener la motivación al ver tus logros a lo largo del tiempo.

Escucha a tu cuerpo: Durante el ayuno intermitente, es esencial escuchar a tu cuerpo y prestar atención a las señales que te envía. Si en algún momento sientes síntomas de incomodidad o mareos, es importante detener el ayuno y buscar orientación médica si es necesario. Cada individuo es único y puede tener diferentes necesidades y tolerancia al ayuno. Aprende a distinguir entre el hambre real y el deseo emocional de comer, y encuentra un equilibrio que funcione para ti.

Ajusta según tus necesidades individuales: Recuerda que el ayuno intermitente no es una talla única para todos. Si experimentas dificultades o no obtienes los resultados deseados, considera ajustar tu plan de ayuno intermitente.

Puedes probar diferentes métodos, ajustar los horarios de ayuno o buscar orientación de un profesional de la salud especializado en nutrición.

La clave es adaptar el enfoque según tus necesidades individuales para obtener los mejores resultados.

En resumen, la **planificación y programación adecuadas** son fundamentales para el éxito y la sostenibilidad del ayuno intermitente. Define tus objetivos, elige el método adecuado, programa tus horarios de ayuno, considera tus necesidades nutricionales, realiza una transición gradual, lleva un registro de tu progreso, escucha a tu cuerpo y ajusta según tus necesidades individuales. Al seguir estas claves, podrás establecer un **plan de ayuno intermitente efectivo** y alcanzar tus metas de salud y bienestar de manera sostenible.

Consejos para superar los desafíos iniciales y evitar contratiempos

La vida está llena de desafíos, y cuando nos embarcamos en un nuevo proyecto o nos aventuramos en un cambio importante, es natural enfrentar obstáculos en el camino. Uno de esos desafíos comunes en la búsqueda del bienestar y la salud es el proceso de adoptar y mantener un estilo de vida saludable, y en ese sentido, el ayuno intermitente ha ganado popularidad como una herramienta eficaz para lograrlo. Sin embargo, para aprovechar al máximo sus beneficios, es esencial superar los desafíos iniciales y evitar contratiempos que puedan obstaculizar nuestro progreso. A continuación, presentaremos consejos prácticos y efectivos para ayudarte en esta tarea.

Establece metas realistas: Antes de embarcarte en cualquier cambio, es importante establecer metas realistas y alcanzables. El ayuno intermitente no es una solución mágica y requiere tiempo y paciencia para ver resultados significativos. Establece metas a corto y largo plazo que sean alcanzables y medibles. Esto te ayudará a mantener la motivación y a superar los obstáculos iniciales.

Empieza de forma gradual: El cambio brusco puede ser abrumador y desalentador. En lugar de intentar implementar de inmediato un ayuno intermitente extremo, considera comenzar de forma gradual. Puedes comenzar con períodos de ayuno más cortos y luego ir aumentando gradualmente la duración a medida que tu cuerpo se adapta. Esto permitirá que tu cuerpo se ajuste de manera más suave y evitará posibles contratiempos o efectos secundarios indeseables.

Busca apoyo: Superar desafíos siempre es más fácil cuando no estás solo. Busca el apoyo de familiares, amigos o incluso grupos en línea que comparten tus objetivos de ayuno intermitente. Compartir experiencias, consejos y motivación mutua puede ser de gran ayuda para mantener el rumbo y superar cualquier obstáculo inicial que puedas encontrar.

Educación y conocimiento: Informarte adecuadamente sobre el ayuno intermitente es crucial para evitar contratiempos y desafíos innecesarios. Aprende sobre los diferentes métodos de ayuno, comprende cómo afecta a tu cuerpo y qué cambios puedes esperar. Consulta fuentes confiables, como libros, artículos científicos o busca la guía de profesionales en nutrición y salud. El conocimiento te dará las herramientas necesarias para superar cualquier obstáculo que surja.

Escucha a tu cuerpo: Cada persona es diferente y puede responder de manera única al ayuno intermitente. Presta atención a las señales de tu cuerpo y ajústate en consecuencia. Si sientes malestar o efectos negativos significativos, considera modificar tu enfoque o consultar con un profesional de la salud. El autoconocimiento y la escucha activa de tu cuerpo te ayudarán a evitar contratiempos y adaptar el ayuno intermitente a tus necesidades específicas.

Mantén una alimentación equilibrada: Aunque el ayuno intermitente implica períodos de abstención de alimentos, es importante que, durante las ventanas de alimentación, consumas una dieta equilibrada y saludable. Asegúrate de obtener los nutrientes necesarios, incluyendo proteínas, grasas saludables, vitaminas y minerales. Una alimentación adecuada apoyará tu salud general y evitará deficiencias nutricionales que puedan afectar negativamente tu progreso.

Practica el autocuidado: El ayuno intermitente no solo se trata de la restricción alimentaria, sino también de cuidar tu bienestar emocional y mental. Dedica tiempo para ti mismo, practica actividades que te brinden alegría y relajación. El estrés y la ansiedad pueden ser desencadenantes de contratiempos, por lo que es esencial equilibrar tus esfuerzos con momentos de descanso y autocuidado.

Capítulo 3
Ayuno intermitente y la pérdida de peso

La verdadera relación entre el ayuno intermitente y la pérdida de peso

Aunque se ha hablado mucho sobre los beneficios del ayuno intermitente, es importante comprender la verdadera relación entre esta práctica y la pérdida de peso. Vamos a explorar en detalle cómo el ayuno intermitente puede contribuir a la pérdida de peso y los mecanismos subyacentes involucrados. A lo largo del texto, evitaremos repetir constantemente el término "ayuno intermitente", pero nos referiremos a él como un enfoque de alimentación específico para evitar confusiones.

Control de la ingesta calórica: Uno de los principales factores que contribuyen a la pérdida de peso es el control de la ingesta calórica. El enfoque de alimentación específico consiste en restringir la ventana de tiempo en la que se consume comida, lo que conduce a una reducción natural en la cantidad total de alimentos consumidos. Al limitar el tiempo de alimentación, es más probable que se produzca un déficit calórico, lo que puede ayudar a promover la pérdida de peso.

Estimulación de la quema de grasa: Cuando se practica el enfoque de alimentación específico, el cuerpo agota rápidamente las reservas de glucógeno, la forma de almacenamiento de carbohidratos en el cuerpo. Una vez que se agotan las reservas de glucógeno, el cuerpo comienza a recurrir a las reservas de grasa como fuente de energía. Esto estimula la quema de grasa y puede favorecer la pérdida de peso.

Mejora de la sensibilidad a la insulina: El enfoque de alimentación específico también se ha relacionado con la mejora de la sensibilidad a la insulina.

Durante los períodos de ayuno, el cuerpo experimenta una disminución en los niveles de insulina, lo que permite que las células sean más sensibles a esta hormona cuando se reanuda la ingesta de alimentos. Una mayor sensibilidad a la insulina puede facilitar la regulación del azúcar en sangre y la gestión de los niveles de grasa corporal.

Aumento de la liberación de hormonas lipolíticas: La práctica del enfoque de alimentación específico puede estimular la liberación de hormonas lipolíticas, como la hormona del crecimiento y la adrenalina. Estas hormonas promueven la descomposición de las grasas almacenadas y el uso de estas como fuente de energía durante los períodos de ayuno. Como resultado, se puede facilitar la pérdida de peso y la reducción de grasa corporal.

Cambios en el metabolismo: El enfoque de alimentación específico puede tener efectos positivos en el metabolismo. Al alternar períodos de ayuno y alimentación, se pueden producir cambios en el metabolismo que promueven una mayor eficiencia en la quema de grasa y una mejora en el rendimiento del sistema metabólico. Estos cambios pueden contribuir a la pérdida de peso y al mantenimiento de un peso saludable a largo plazo.

Control del apetito y la saciedad: El enfoque de alimentación específico puede ayudar a regular el apetito y mejorar la sensación de saciedad. Al acortar la ventana de alimentación, es más probable que se consuma una cantidad adecuada de calorías en un período más corto de tiempo. Además, algunas personas informan que el enfoque de alimentación específico les ayuda a controlar los antojos y a tener una relación más saludable con la comida, lo que puede ser beneficioso para la pérdida de peso.

Cómo el ayuno intermitente afecta el metabolismo

El patrón alimentario intermitente ha captado la atención de muchas personas interesadas en mejorar su salud y alcanzar sus objetivos de bienestar. Una de las áreas más fascinantes de estudio es cómo este patrón de alimentación afecta el metabolismo humano. Exploremos en detalle los diversos mecanismos mediante los cuales el patrón alimentario intermitente influye en el metabolismo, optimizando la quema de energía y promoviendo una salud óptima.

Cambios en la utilización de combustible: El enfoque de alimentación específico puede alterar la forma en que nuestro cuerpo utiliza los diferentes combustibles disponibles. Durante los períodos de ayuno, los niveles de glucosa en sangre disminuyen, lo que lleva a una mayor dependencia de los ácidos grasos como fuente de energía. Esto promueve la oxidación de las grasas y mejora la eficiencia en la quema de grasa, lo que tiene un impacto positivo en el metabolismo.

Regulación de hormonas clave: El enfoque de alimentación específico también puede influir en la regulación de hormonas clave relacionadas con el metabolismo. Durante el ayuno, los niveles de insulina disminuyen, lo que permite una mayor movilización y quema de grasa. Además, se ha observado un aumento en la producción de la hormona del crecimiento, que promueve la utilización de grasa y la reparación celular. Estos cambios hormonales benefician el metabolismo y pueden contribuir a la pérdida de peso.

Aumento de la sensibilidad a la insulina: La sensibilidad a la insulina es un factor crucial para un metabolismo saludable. El enfoque de alimentación específico ha demostrado mejorar la sensibilidad a la insulina, lo que significa que nuestras células pueden responder de manera más eficiente a esta hormona y mantener los niveles de glucosa en sangre de forma optima. Una mayor sensibilidad a la insulina tiene beneficios metabólicos significativos, como una menor acumulación de grasa y una mayor capacidad para utilizar la glucosa como fuente de energía.

Estimulación del metabolismo basal: El metabolismo basal, que es la cantidad de energía que nuestro cuerpo necesita en reposo, puede aumentar con el enfoque de alimentación específico. Durante los períodos de ayuno, el cuerpo experimenta un estado de "estrés" controlado, lo que activa una serie de respuestas metabólicas. Estas respuestas incluyen un aumento de la termogénesis, la producción de calor corporal, lo que contribuye a un mayor gasto calórico en reposo y a una tasa metabólica más elevada.

Mejora de la salud mitocondrial: Las mitocondrias son las estructuras celulares responsables de la producción de energía en nuestro cuerpo. El enfoque de alimentación específico se ha asociado con una mejora en la salud mitocondrial, lo que significa que nuestras células pueden generar energía de manera más eficiente. Una mejor función mitocondrial se traduce en un metabolismo más eficaz, una mayor quema de grasa y una mayor resistencia física.

Efecto sobre la composición corporal: El enfoque de alimentación específico puede tener un impacto significativo en la composición corporal. La combinación de una mayor quema de grasa, una mejor sensibilidad a la insulina y un aumento del metabolismo basal puede resultar en una disminución de la grasa corporal y un aumento de la masa magra. Esto se traduce en una mejora de la apariencia física y una mayor funcionalidad metabólica.

El enfoque de alimentación específico tiene un impacto profundo en el metabolismo humano. A través de cambios en la utilización de combustible, la regulación hormonal, la sensibilidad a la insulina, el aumento del metabolismo basal, la mejora de la salud mitocondrial y el efecto en la composición corporal, este patrón alimentario promueve un metabolismo saludable y eficiente.

Estrategias para maximizar la quema de grasa durante el ayuno

Durante el periodo de ayuno, nuestro cuerpo recurre a las reservas de grasa para obtener energía, lo que lo convierte en un momento óptimo para maximizar la quema de grasa. Exploremos una variedad de estrategias que puedes implementar para potenciar aún más la quema de grasa durante el ayuno.
Estas estrategias se basan en principios respaldados por la ciencia y te ayudarán a obtener los máximos beneficios de tu enfoque de alimentación.

Entrenamiento de resistencia: El entrenamiento de resistencia es una estrategia efectiva para potenciar la quema de grasa durante el periodo de ayuno. Realizar ejercicios como levantamiento de pesas o ejercicios de cuerpo completo ayuda a preservar la masa muscular mientras se quema grasa. Además, el entrenamiento de resistencia estimula la síntesis de proteínas y aumenta el metabolismo, lo que contribuye a la quema de grasa incluso después de que hayas finalizado tu sesión de ejercicios.

Ejercicio cardiovascular en estado de ayuno: Realizar ejercicio cardiovascular en estado de ayuno puede ser una estrategia eficaz para aumentar la quema de grasa. Durante el ayuno, los niveles de glucógeno están bajos, lo que hace que el cuerpo recurra a las grasas almacenadas como fuente de energía. Realizar una caminata rápida, trotar o andar en bicicleta antes de desayunar puede potenciar la quema de grasa y mejorar la sensibilidad a la insulina.

Consumo de cafeína: La cafeína puede ser una herramienta útil para potenciar la quema de grasa durante el ayuno. La cafeína estimula el sistema nervioso central y aumenta la movilización de los ácidos grasos, lo que facilita su utilización como fuente de energía. Una taza de café o té verde sin azúcar durante el ayuno puede proporcionar un impulso adicional para la quema de grasa.

Consumo de alimentos ricos en fibra: Incorporar alimentos ricos en fibra durante la ventana de alimentación puede ayudar a potenciar la quema de grasa durante el ayuno. La fibra ayuda a mantener la saciedad y regula los niveles de azúcar en sangre, lo que evita los picos de insulina y promueve una mayor utilización de las reservas de grasa como fuente de energía. Alimentos como verduras de hoja verde, legumbres y frutas con bajo contenido de azúcar son excelentes opciones ricas en fibra.

Mantener la hidratación adecuada: La hidratación adecuada es esencial para optimizar la quema de grasa durante el ayuno. El agua ayuda a mantener el metabolismo en funcionamiento y facilita la movilización y eliminación de las grasas almacenadas. Asegúrate de beber suficiente agua durante todo el día, incluso durante el periodo de ayuno, para mantener un metabolismo óptimo y una quema de grasa efectiva.

Descanso y calidad del sueño: El descanso adecuado y la calidad del sueño son fundamentales para maximizar la quema de grasa durante el ayuno. Durante el sueño, nuestro cuerpo se recupera y regula diversas hormonas relacionadas con el metabolismo y la quema de grasa. Prioriza una rutina de sueño adecuada y crea un ambiente propicio para descansar profundamente, lo que favorecerá la quema de grasa y una mejor salud en general.

Maximizar la quema de grasa durante el periodo de ayuno requiere una combinación de estrategias respaldadas por la ciencia. El entrenamiento de resistencia, el ejercicio cardiovascular en ayunas, el consumo de cafeína, los alimentos ricos en fibra, mantener una hidratación adecuada y priorizar el descanso y la calidad del sueño son algunas de las estrategias efectivas que puedes implementar.

Capítulo 4
Beneficios para la salud del ayuno intermitente

Efectos del ayuno intermitente en la salud cardiovascular

El patrón de alimentación intermitente ha ganado popularidad en los últimos años debido a sus presuntos beneficios para la salud y la pérdida de peso. Sin embargo, además de sus efectos en la composición corporal, es importante comprender cómo el ayuno intermitente puede influir en la salud cardiovascular.

Control de peso y reducción de factores de riesgo: El patrón de alimentación intermitente ha demostrado ser efectivo para el control de peso, lo cual es un factor importante en la salud cardiovascular. Al mantener un peso saludable, se reducen los factores de riesgo asociados con enfermedades cardíacas, como la hipertensión arterial, el colesterol alto y la resistencia a la insulina.

Mejora de los perfiles lipídicos: Varios estudios han encontrado que el patrón de alimentación intermitente puede mejorar los perfiles lipídicos, reduciendo los niveles de colesterol total, el colesterol LDL ("malo") y los triglicéridos. Estos cambios son beneficiosos para la salud cardiovascular, ya que se reduce el riesgo de acumulación de placa en las arterias y la aparición de enfermedades cardiovasculares.

Regulación de la presión arterial: El ayuno intermitente también puede tener efectos positivos en la regulación de la presión arterial. Algunos estudios han demostrado una disminución en la presión arterial sistólica y diastólica en individuos que practican el patrón de alimentación intermitente. La reducción de la presión arterial es esencial para mantener la salud del sistema cardiovascular y prevenir enfermedades como la hipertensión.

Reducción de la inflamación: La inflamación crónica es un factor de riesgo importante en el desarrollo de enfermedades cardiovasculares. Se ha observado que el ayuno intermitente disminuye los marcadores inflamatorios en el cuerpo, lo que puede tener un efecto beneficioso en la salud cardiovascular. Al reducir la inflamación, se disminuye la probabilidad de daño en los vasos sanguíneos y la formación de placas.

Mejora de la sensibilidad a la insulina: La sensibilidad a la insulina juega un papel crucial en el metabolismo de la glucosa y los lípidos. El patrón de alimentación intermitente ha mostrado beneficios en la mejora de la sensibilidad a la insulina, lo que contribuye a un mejor control de los niveles de glucosa en sangre y reduce el riesgo de resistencia a la insulina y diabetes tipo 2, condiciones que pueden aumentar el riesgo de enfermedad cardiovascular.

Efecto sobre el estrés oxidativo: El estrés oxidativo es un proceso biológico relacionado con el envejecimiento y la aparición de enfermedades crónicas, incluyendo enfermedades cardiovasculares. El ayuno intermitente puede ayudar a reducir el estrés oxidativo en el cuerpo, ya que promueve la activación de mecanismos de defensa antioxidantes. Esto contribuye a la protección de los tejidos cardiovasculares y la prevención de daños oxidativos.

El patrón de alimentación intermitente puede tener efectos positivos en la salud cardiovascular al ayudar en el control de peso, mejorar los perfiles lipídicos, regular la presión arterial, reducir la inflamación, mejorar la sensibilidad a la insulina y reducir el estrés oxidativo. Sin embargo, es importante tener en cuenta que los resultados pueden variar según la persona y es fundamental consultar a un profesional de la salud antes de adoptar cualquier cambio en la alimentación.

Además, mantener un estilo de vida saludable en general, que incluya una dieta equilibrada, ejercicio regular y gestión del estrés, es fundamental para mantener la salud cardiovascular a largo plazo.

Como el ayuno intermitente mejora de la sensibilidad a la insulina y control de la glucosa

El ayuno intermitente es un patrón alimentario que ha ganado popularidad debido a sus beneficios potenciales para la salud. Uno de los aspectos destacados de este enfoque es su capacidad para mejorar la sensibilidad a la insulina y el control de la glucosa en el cuerpo. Exploremos cómo el ayuno intermitente puede influir positivamente en estos aspectos clave de la salud, brindando una perspectiva integral sobre sus efectos.

Regulación de la insulina y la sensibilidad a la insulina: El ayuno intermitente puede mejorar la sensibilidad a la insulina, lo cual es beneficioso para el control de la glucosa en el cuerpo. Durante el ayuno, los niveles de insulina disminuyen, lo que permite que las células sean más receptivas a esta hormona cuando se vuelve a consumir alimentos. Como resultado, el cuerpo puede utilizar la insulina de manera más eficiente para transportar la glucosa a las células, reduciendo así los niveles de azúcar en sangre y disminuyendo el riesgo de resistencia a la insulina y la diabetes tipo 2.

Estabilización de los niveles de glucosa en sangre: El ayuno intermitente puede ayudar a estabilizar los niveles de glucosa en sangre. Al limitar el período de alimentación y aumentar el período de ayuno, se reduce la ingesta de carbohidratos y, por lo tanto, la cantidad de glucosa que entra en el torrente sanguíneo. Esto ayuda a prevenir los picos y caídas bruscas de azúcar en sangre, promoviendo una mayor estabilidad y equilibrio en los niveles de glucosa.

Mayor producción de adiponectina: La adiponectina es una hormona secretada por las células grasas que desempeña un papel importante en la regulación del metabolismo de la glucosa y los lípidos. El ayuno intermitente se ha asociado con un aumento en la producción de adiponectina, lo que mejora la sensibilidad a la insulina y la utilización de glucosa en el cuerpo. Un mayor nivel de adiponectina también se ha relacionado con un menor riesgo de enfermedades metabólicas, como la resistencia a la insulina y la diabetes tipo 2.

Reducción de la resistencia a la insulina: La resistencia a la insulina es una condición en la cual las células no responden adecuadamente a los efectos de la insulina. El ayuno intermitente ha demostrado ser efectivo para reducir la resistencia a la insulina al mejorar la función de las células beta del páncreas, que son responsables de la producción y liberación de insulina. Al reducir la resistencia a la insulina, el cuerpo puede utilizar la glucosa de manera más eficiente y mantener niveles de azúcar en sangre más estables.

Estímulo de la autofagia celular: La autofagia es un proceso celular que se activa durante el ayuno y ayuda a eliminar las células dañadas o disfuncionales. El ayuno intermitente estimula la autofagia celular, lo que puede tener efectos beneficiosos en la sensibilidad a la insulina. Al eliminar las células que no funcionan correctamente, se promueve la renovación y el mantenimiento de un tejido más saludable, incluyendo aquellos involucrados en la regulación de la insulina y el metabolismo de la glucosa.

Beneficios adicionales para la salud: El ayuno intermitente no solo mejora la sensibilidad a la insulina y el control de la glucosa, sino que también se ha asociado con otros beneficios para la salud, como la reducción del riesgo de enfermedades cardiovasculares, la mejora de la función cognitiva y la promoción de la longevidad. Estos efectos adicionales pueden estar relacionados con la regulación del metabolismo y la inflamación, entre otros mecanismos.

El ayuno intermitente puede desempeñar un papel importante en la mejora de la sensibilidad a la insulina y el control de la glucosa en el cuerpo. Al regular la producción de insulina, estabilizar los niveles de glucosa en sangre, aumentar la producción de adiponectina y reducir la resistencia a la insulina, este enfoque alimentario puede ayudar a prevenir la resistencia a la insulina, la diabetes tipo 2 y otras enfermedades metabólicas. Sin embargo, es importante recordar que cada individuo es diferente, y es fundamental consultar a un profesional de la salud antes de implementar cualquier cambio en la alimentación o el estilo de vida.

Impacto en el envejecimiento y la longevidad

El proceso de envejecimiento es inevitable, pero existe un creciente interés en identificar estrategias que puedan influir en el mismo y promover una vida más larga y saludable. Uno de los enfoques que ha ganado popularidad es el ayuno intermitente, un patrón alimentario que alterna períodos de alimentación con períodos de ayuno.

Regulación del metabolismo y la inflamación: El ayuno intermitente puede tener efectos beneficiosos en el metabolismo y la inflamación, dos factores clave asociados con el envejecimiento.

Durante el ayuno, el cuerpo experimenta cambios hormonales y metabólicos que pueden mejorar la eficiencia en la utilización de nutrientes y reducir la inflamación crónica. Estos cambios pueden tener un impacto positivo en la salud a largo plazo y en el proceso de envejecimiento.

Promoción de la autofagia: La autofagia es un proceso celular esencial para la eliminación y reciclaje de componentes celulares dañados o disfuncionales. El ayuno intermitente puede estimular la autofagia, lo que contribuye a la renovación y regeneración celular. Al promover la eliminación de células viejas o dañadas, se puede mejorar la salud celular y reducir el riesgo de enfermedades relacionadas con el envejecimiento.

Reducción del estrés oxidativo: El estrés oxidativo es un proceso biológico que contribuye al envejecimiento y al desarrollo de enfermedades crónicas. El ayuno intermitente ha demostrado tener efectos antioxidantes al aumentar la producción de enzimas antioxidantes en el cuerpo. Esto ayuda a contrarrestar los efectos dañinos de los radicales libres y puede retrasar el proceso de envejecimiento.

Mejora de la sensibilidad a la insulina: La resistencia a la insulina es común en el envejecimiento y está asociada con un mayor riesgo de enfermedades crónicas, como la diabetes tipo 2. El ayuno intermitente puede mejorar la sensibilidad a la insulina al regular los niveles de glucosa en sangre y promover una respuesta adecuada a la insulina. Esto puede ayudar a prevenir el desarrollo de enfermedades metabólicas y promover una mayor longevidad.

Beneficios para la salud cardiovascular: El ayuno intermitente puede tener un impacto positivo en la salud cardiovascular, lo cual es crucial para una vida larga y saludable.

Estudios han demostrado que el ayuno intermitente puede reducir los niveles de colesterol LDL ("malo"), los triglicéridos y la presión arterial, y mejorar la función del corazón. Estos efectos pueden reducir el riesgo de enfermedades cardiovasculares y promover una mayor longevidad.

Potencial activación de genes relacionados con la longevidad: La investigación ha demostrado que el ayuno intermitente puede influir en la expresión de ciertos genes relacionados con la longevidad y la protección contra enfermedades asociadas con la edad. Estos genes están involucrados en procesos como la reparación del ADN, la respuesta al estrés y la regulación del metabolismo. Al activar estos genes, el ayuno intermitente puede tener un efecto positivo en el envejecimiento y la longevidad.

El ayuno intermitente muestra un potencial significativo para influir en el envejecimiento y promover una vida más larga y saludable. Al regular el metabolismo, promover la autofagia, reducir el estrés oxidativo y mejorar la sensibilidad a la insulina, este patrón alimentario puede tener efectos beneficiosos en el proceso de envejecimiento. Sin embargo, es importante tener en cuenta que cada individuo es diferente y los efectos pueden variar. Consultar a un profesional de la salud antes de iniciar cualquier cambio en la alimentación es fundamental para asegurar que sea adecuado para cada persona. Además, mantener un estilo de vida saludable en general, que incluya una dieta equilibrada, actividad física regular y manejo del estrés, es esencial para una vida larga y saludable.

Influencia del ayuno en la salud mental y la claridad cognitiva

El ayuno, una práctica que ha sido llevada a cabo por diversas culturas y religiones a lo largo de la historia, ha despertado un creciente interés en los últimos años debido a sus potenciales beneficios para la salud. Si bien la mayoría de las investigaciones se han centrado en los efectos del ayuno en la salud física, cada vez hay más evidencia que sugiere que el ayuno también puede tener una influencia significativa en la salud mental y la claridad cognitiva. En este punto exploraremos en detalle esta relación y analizaremos cómo el ayuno puede impactar nuestro bienestar mental y nuestras funciones cognitivas.

Antes de adentrarnos en los efectos específicos del ayuno en la salud mental, es importante comprender cómo funciona esta práctica en el cuerpo. Durante el ayuno, cuando no se consumen alimentos durante un período prolongado de tiempo, el cuerpo pasa por una serie de cambios metabólicos. En ausencia de glucosa proveniente de los alimentos, el cuerpo recurre a sus reservas de glucógeno almacenadas en el hígado y los músculos para obtener energía. Una vez agotadas estas reservas, el cuerpo comienza a descomponer la grasa almacenada en el tejido adiposo a través de un proceso llamado lipólisis, produciendo moléculas llamadas cetonas que pueden ser utilizadas como fuente alternativa de energía por el cerebro.

Uno de los beneficios más destacados del ayuno en la **salud mental** es su capacidad para mejorar el estado de ánimo. Se ha observado que el ayuno intermitente, una forma popular de ayuno en la que se alternan períodos de ayuno y alimentación, puede ayudar a reducir los síntomas de depresión y ansiedad. Esto puede atribuirse a varios factores.

Por un lado, el ayuno puede promover la liberación de endorfinas y otras sustancias químicas en el cerebro que están asociadas con el bienestar y la sensación de felicidad. Además, el ayuno puede tener efectos positivos en el equilibrio de los neurotransmisores, como la serotonina, que desempeñan un papel crucial en la regulación del estado de ánimo.

Otro aspecto importante de la salud mental en el que el ayuno puede tener un impacto significativo es la **función cognitiva**. Muchas personas informan de una mayor claridad mental y una mayor agudeza cognitiva durante el ayuno. En primer lugar, el ayuno puede promover la neurogénesis, es decir, la formación de nuevas células cerebrales, particularmente en el hipocampo, una región del cerebro involucrada en el aprendizaje y la memoria. Además, el ayuno puede mejorar la plasticidad sináptica, el proceso mediante el cual las conexiones entre las células cerebrales se fortalecen o debilitan, lo que puede facilitar el aprendizaje y la retención de información.

Además de estos beneficios directos en la salud mental y la claridad cognitiva, el ayuno también puede tener un impacto en otros aspectos que influyen en nuestro bienestar mental. Por ejemplo, el ayuno puede ayudar a regular los niveles de azúcar en la sangre y mejorar la sensibilidad a la insulina, lo que a su vez puede tener efectos positivos en el equilibrio de los niveles de energía y la estabilidad del estado de ánimo. Además, el ayuno puede promover la autofagia, un proceso en el cual las células del cuerpo se descomponen y reciclan componentes dañados, lo que puede tener efectos neuroprotectores y prevenir patologías neurodegenerativas, como en el caso del Parkinson y el Alzheimer.

Es importante tener en cuenta que el ayuno no es adecuado para todos y puede tener efectos negativos en ciertas personas, especialmente aquellos con condiciones médicas preexistentes.

Es fundamental buscar el asesoramiento de un profesional de la salud antes de embarcarse en cualquier tipo de régimen de ayuno, especialmente si se están tomando medicamentos o se tiene alguna condición de salud subyacente.

En resumen, el ayuno puede tener una influencia significativa en la **salud mental y la claridad cognitiva**. Los efectos positivos del ayuno en el estado de ánimo, la función cognitiva y otros aspectos relacionados con el bienestar mental son cada vez más respaldados por investigaciones científicas. Sin embargo, es importante recordar que el ayuno no es una solución milagrosa y no está exento de riesgos. Cada individuo es único y es necesario abordar el ayuno con precaución y bajo la supervisión adecuada. En última instancia, el equilibrio y la moderación son clave para mantener una buena salud mental y cognitiva.

Capítulo 5
Implementación y mantenimiento del ayuno intermitente

Rutinas y horarios recomendados para el ayuno intermitente

El ayuno intermitente ha ganado popularidad en los últimos años como una estrategia efectiva para mejorar la salud, perder peso y aumentar la energía. Para obtener los máximos beneficios del ayuno intermitente, es importante establecer rutinas y horarios adecuados. En esta seccion, exploraremos diferentes enfoques y recomendaciones para ayudarte a estructurar tu ayuno intermitente de manera efectiva.

Antes de sumergirnos en los horarios recomendados, es fundamental entender las diferentes formas de ayuno intermitente. Los métodos más comunes incluyen el ayuno de 16/8, el ayuno de 24 horas y el ayuno alternativo.

El ayuno de 16/8 es un enfoque popular en el cual se ayuna durante 16 horas y se limita la ventana de alimentación a 8 horas al día. Por ejemplo, podrías comenzar el ayuno a las 8 p.m. y romperlo a las 12 p.m. del día siguiente. Este enfoque se adapta bien a la mayoría de las personas, ya que permite el consumo de alimentos durante las horas activas del día.

El ayuno de 24 horas implica ayunar durante todo un día y limitar la ingesta de alimentos a una ventana de una hora. Este método suele hacerse una o dos veces por semana. Es importante recordar que, durante la ventana de alimentación, es esencial elegir alimentos nutritivos y equilibrados para satisfacer las necesidades del cuerpo.

El ayuno alternativo consiste en días de ayuno intercalados con días de alimentación normal. Por ejemplo, podrías ayunar en días alternos o hacer dos días de ayuno durante la semana. Este método puede ser más desafiante para algunas personas, pero puede ser efectivo para la pérdida de peso y la mejora de la sensibilidad a la insulina.

Ahora que tenemos claras las diferentes modalidades del ayuno intermitente, veamos algunas rutinas y horarios recomendados para su implementación.

Ayuno de 16/8:

- Comienza el ayuno después de la cena y ayuna durante 16 horas.
- Rompe el ayuno con un desayuno saludable y equilibrado.
- Asegúrate de incluir proteínas magras, grasas saludables y carbohidratos complejos en tu comida.
- Limita el consumo de alimentos procesados y azúcares refinados durante la ventana de alimentación.

Ayuno de 24 horas:

- Elige un día de la semana para ayunar durante 24 horas.
- Elige una ventana de una hora para consumir una comida equilibrada y nutritiva.
- Bebe suficiente agua durante el ayuno para mantener la hidratación.
- Escucha a tu cuerpo y no te exijas demasiado durante el día de ayuno.

Ayuno alternativo:

- Decide los días de la semana en los que realizarás el ayuno.
- Durante los días de ayuno, consume líquidos sin calorías, como agua, té o café.
- Los días de alimentación, asegúrate de obtener suficientes nutrientes de una dieta equilibrada.

- Considera el apoyo de un profesional de la salud para asegurarte de que estás obteniendo los nutrientes necesarios durante los días de ayuno.

Independientemente del método de ayuno intermitente que elijas, es esencial escuchar a tu cuerpo y ajustar el horario según tus necesidades y estilo de vida. Aquí hay algunas recomendaciones adicionales para ayudarte a establecer rutinas exitosas:

- Mantén una rutina constante de sueño para asegurarte de obtener suficiente descanso.
- Realiza actividad física regularmente, preferiblemente antes de romper el ayuno, para aprovechar la quema de grasa.
- Experimenta con diferentes horarios de alimentación para encontrar el que mejor se adapte a ti.
- Consulta con un profesional de la salud antes de comenzar cualquier régimen de ayuno intermitente, especialmente si tienes condiciones médicas preexistentes.

En resumen, el ayuno intermitente puede ser una herramienta eficaz para mejorar la salud y promover la pérdida de peso. Establecer rutinas y horarios adecuados es clave para obtener los máximos beneficios de esta práctica. Ya sea que elijas el *ayuno de 16/8*, el *ayuno de 24 horas* o el *ayuno alternativo*, asegúrate de escuchar a tu cuerpo, mantener una dieta equilibrada y buscar el apoyo adecuado.

Estrategias para controlar el hambre y las ansias durante el ayuno

Durante los períodos de ayuno, puede surgir el hambre y las ansias, lo que puede dificultar el seguimiento de esta estrategia. Sin embargo, existen diversas estrategias que pueden ayudarte a controlar el hambre y las ansias durante el ayuno, lo que te permitirá alcanzar tus objetivos de salud y bienestar de manera más efectiva.

Bebe suficiente agua: A menudo, la sensación de hambre puede confundirse con la sed. Mantén tu cuerpo hidratado bebiendo agua regularmente durante los períodos de ayuno. El agua también puede ayudar a llenar el estómago y reducir el apetito.

Consume líquidos sin calorías: Además del agua, puedes incluir té verde, café negro o infusiones de hierbas sin azúcar durante el ayuno. Estas bebidas pueden ayudar a suprimir el apetito y brindar una sensación de saciedad.

Aumenta la ingesta de fibra: La fibra es conocida por su capacidad para mantenernos llenos durante más tiempo. Durante la ventana de alimentación, elige alimentos ricos en fibra, como verduras, frutas, legumbres y granos integrales. La fibra ayuda a controlar el apetito y a regular los niveles de azúcar en la sangre.

Incluye proteínas y grasas saludables en tus comidas: Las proteínas y las grasas saludables son nutrientes que requieren más tiempo para ser digeridos, lo que puede ayudar a mantener la saciedad durante los períodos de ayuno. Opta por alimentos como pollo, pescado, huevos, aguacate, nueces y semillas.

Planifica tus comidas: Durante la ventana de alimentación, es importante tener un plan de comidas para evitar caer en elecciones poco saludables o impulsivas. Planificar tus comidas con anticipación te permitirá elegir opciones nutritivas y controlar mejor tus porciones.

Evita los alimentos procesados y ricos en azúcares: Los alimentos procesados y azucarados pueden desencadenar ansias y hacer que el hambre sea más difícil de controlar. Opta por alimentos naturales y frescos que proporcionen nutrientes esenciales y te mantengan satisfecho por más tiempo.

Prueba el ayuno gradualmente: Si eres nuevo en el ayuno intermitente, puede resultar útil comenzar con un enfoque gradual. Comienza con períodos de ayuno más cortos y ve aumentando gradualmente la duración a medida que te acostumbras. Esto permitirá que tu cuerpo se adapte de manera más cómoda y reducirá la sensación de hambre y ansias.

Mantén tu mente ocupada: En ocasiones, el hambre puede ser emocional o simplemente una señal de aburrimiento. Mantén tu mente ocupada con actividades como leer, hacer ejercicio, meditar o trabajar en proyectos que te apasionen. Esto puede distraerte de las sensaciones de hambre y ansias.

Duerme lo suficiente: El sueño adecuado desempeña un papel importante en la regulación del apetito y las hormonas relacionadas con el hambre. Asegúrate de descansar lo suficiente y tener una rutina de sueño regular para ayudar a controlar el hambre durante el ayuno.

Busca apoyo: Implementar el ayuno intermitente puede ser desafiante, especialmente al principio. Busca el apoyo de amigos, familiares o grupos de apoyo en línea que estén siguiendo la misma práctica. Compartir tus experiencias y obtener consejos de personas que están pasando por lo mismo puede brindarte motivación y ayuda.

Recuerda que cada persona es diferente, y puede que algunas estrategias funcionen mejor para ti que para otros. Es importante escuchar a tu cuerpo y ajustar las estrategias según tus necesidades y preferencias.

Al implementar estas estrategias, podrás controlar el hambre y las ansias durante los períodos de ayuno, lo que te ayudará a tener éxito con el ayuno intermitente y alcanzar tus metas de salud y bienestar. Recuerda que la paciencia y la consistencia son clave para adaptarte a esta práctica y disfrutar de sus beneficios a largo plazo.

Cómo mantener la motivación en el ayuno intermitente y superar los obstáculos

Como cualquier cambio en el estilo de vida, el ayuno intermitente puede presentar desafíos y obstáculos que pueden afectar nuestra motivación para seguir adelante. Exploremos algunas estrategias clave para mantener la motivación en el ayuno intermitente y superar los obstáculos que puedan surgir en el camino.

El primer paso para mantener la motivación en el ayuno intermitente es establecer metas claras y realistas.

Define por qué has decidido implementar el ayuno intermitente y qué esperas lograr con ello. Establece metas a corto y largo plazo que sean alcanzables y medibles. Puede ser perder una cierta cantidad de peso en un período determinado, mejorar los niveles de energía o simplemente llevar un estilo de vida más saludable. Tener metas claras te dará algo en qué enfocarte y te ayudará a mantener la motivación a medida que veas los resultados.

Además de establecer metas, es importante mantener un registro de tu progreso. Mantén un diario en el que puedas anotar tus experiencias, los cambios que has notado y cómo te sientes física y emocionalmente durante el ayuno. Esto te permitirá ver tu progreso a lo largo del tiempo y te recordará los beneficios que has obtenido. También puedes utilizar aplicaciones o herramientas en línea que te ayuden a realizar un seguimiento de tu ayuno y te brinden datos objetivos sobre tu progreso.

Otro aspecto fundamental para mantener la motivación en el ayuno intermitente es rodearte de un sistema de apoyo. Busca personas que estén interesadas en el ayuno intermitente o que ya lo estén practicando y únete a grupos o comunidades en línea donde puedas compartir tus experiencias, recibir consejos y motivación. Tener a alguien con quien hablar y compartir tus desafíos y triunfos hará que el proceso sea más llevadero y te ayudará a superar los obstáculos.

Es importante recordar que el ayuno intermitente no se trata solo de la restricción alimentaria, sino también de adoptar un enfoque holístico para la salud. Asegúrate de mantener un estilo de vida saludable en general, que incluya una alimentación equilibrada durante tus períodos de alimentación, ejercicio regular y un sueño adecuado. Estos factores son fundamentales para mantener la motivación en el ayuno intermitente, ya que te proporcionarán la energía y la vitalidad necesarias para seguir adelante.

Durante el ayuno intermitente, es posible que te encuentres con obstáculos y desafíos que pueden socavar tu motivación. Uno de los desafíos comunes es el hambre intensa durante los períodos de ayuno. Para superar esto, es importante mantenerse hidratado bebiendo suficiente agua y consumir alimentos ricos en fibra durante los períodos de alimentación, ya que esto ayudará a mantener la sensación de saciedad por más tiempo. También puedes incorporar técnicas de relajación, como la meditación o la respiración profunda, para controlar los antojos y distraer la mente.

Otro obstáculo que puede surgir es la tentación de abandonar el ayuno debido a los compromisos sociales o las presiones externas. Es importante ser flexible en tu enfoque y recordar que el ayuno intermitente es una herramienta que puedes adaptar según tus necesidades. Si tienes un evento social en el que prefieres comer, puedes ajustar tus horarios de ayuno para acomodarlo. Lo importante es mantener una mentalidad equilibrada y no ser demasiado duro contigo mismo si te desvías ocasionalmente de tu plan.

Además, no te olvides de celebrar tus logros a lo largo del camino. Reconoce tus avances y date pequeñas recompensas a medida que alcances tus metas. Esto te ayudará a mantener la motivación y a reforzar tus hábitos saludables a largo plazo.

Consideraciones especiales para diferentes grupos de personas

El ayuno intermitente es una práctica que ha ganado popularidad en los últimos años debido a sus beneficios para la salud y la pérdida de peso. Sin embargo, es importante tener en cuenta que cada individuo es único y puede haber consideraciones especiales para ciertos grupos de personas que desean implementar el ayuno intermitente. En este texto, exploraremos algunas de estas consideraciones y cómo adaptar el ayuno intermitente para diferentes grupos.

Mujeres embarazadas y lactantes: Para las mujeres embarazadas y lactantes, el ayuno intermitente puede no ser apropiado. Durante el embarazo y la lactancia, el cuerpo requiere un mayor aporte de nutrientes para satisfacer las necesidades tanto de la madre como del bebé. La restricción calórica y el ayuno pueden afectar negativamente la producción de leche materna y la salud de la madre y el bebé. Es fundamental consultar con un profesional de la salud antes de considerar el ayuno intermitente durante estos períodos.

Personas con condiciones médicas: Aquellos que tienen condiciones médicas preexistentes, como diabetes, hipertensión arterial o trastornos de la alimentación, deben tener precaución al implementar el ayuno intermitente. En estos casos, es crucial consultar con un médico o especialista para evaluar si el ayuno intermitente es seguro y apropiado. Se pueden requerir ajustes en los protocolos de ayuno y supervisión adicional para garantizar la salud y el bienestar.

Adultos mayores: A medida que envejecemos, nuestro metabolismo y necesidades nutricionales pueden cambiar. Es importante que los adultos mayores consideren su estado de salud y nivel de actividad antes de iniciar el ayuno intermitente.

Pueden requerir adaptaciones en los horarios de ayuno y los tipos de alimentos consumidos durante los períodos de alimentación para asegurar una ingesta adecuada de nutrientes. Consultar con un profesional de la salud es fundamental para determinar la mejor estrategia de ayuno intermitente en esta etapa de la vida.

Atletas y personas físicamente activas: Para aquellos que realizan actividad física intensa o son atletas, el ayuno intermitente puede presentar desafíos adicionales. Durante el ejercicio, el cuerpo necesita energía para rendir adecuadamente. Es importante asegurarse de que los períodos de alimentación proporcionen suficientes nutrientes y calorías para mantener el rendimiento atlético y la recuperación adecuada. Adaptar los horarios de ayuno y la composición de las comidas puede ser necesario para satisfacer las necesidades de energía y nutrición de los atletas y personas físicamente activas.

Personas con trastornos del sueño: El sueño adecuado es esencial para el bienestar general y la regulación del metabolismo. Aquellos que sufren de trastornos del sueño pueden enfrentar desafíos al implementar el ayuno intermitente. La falta de sueño adecuado puede afectar el equilibrio hormonal, el apetito y la capacidad de adherirse a los horarios de ayuno. En estos casos, es importante priorizar el sueño y buscar formas de mejorar la calidad del descanso antes de iniciar el ayuno intermitente.

En general, <u>es crucial recordar que cada persona es diferente y lo que funciona para uno puede no funcionar para otro</u>. Antes de comenzar cualquier régimen de ayuno intermitente, es recomendable buscar el asesoramiento de un profesional de la salud, especialmente si se pertenece a uno de los grupos mencionados anteriormente.

Ellos podrán evaluar tu situación individual y brindarte recomendaciones específicas que se adapten a tus necesidades y circunstancias.

Además, escucha a tu cuerpo durante el ayuno intermitente. Si experimentas malestar o efectos secundarios negativos significativos, es importante detener el ayuno y buscar orientación médica.

Cabe destacar, que el ayuno intermitente puede requerir consideraciones especiales para ciertos grupos de personas, como mujeres embarazadas y lactantes, personas con condiciones médicas, adultos mayores, atletas y personas con trastornos del sueño. La consulta con profesionales de la salud y la adaptación de los protocolos de ayuno son fundamentales para garantizar la seguridad y el bienestar. Cada individuo es único y es esencial escuchar a tu cuerpo y ajustar el ayuno intermitente según tus necesidades y circunstancias personales.

Capítulo 6
Combinación del ayuno intermitente con una alimentación saludable

Importancia de una dieta equilibrada y nutritiva

El ayuno intermitente no se trata solo de restringir la ingesta de alimentos durante ciertas horas del día o de la semana. También se trata de proporcionar a nuestro cuerpo los nutrientes necesarios para mantener su funcionamiento óptimo durante los períodos de alimentación. Es por eso que una dieta equilibrada y nutritiva es fundamental para complementar el ayuno intermitente de manera saludable.

En primer lugar, una dieta equilibrada nos proporciona los macronutrientes esenciales: carbohidratos, proteínas y grasas. Los carbohidratos son nuestra principal fuente de energía y deben provenir de fuentes saludables como frutas, verduras y granos integrales. Las proteínas son necesarias para la reparación y construcción de tejidos, y se pueden obtener de alimentos como carnes magras, pescado, huevos y legumbres. Las grasas saludables, como las presentes en el aceite de oliva, aguacate y frutos secos, son esenciales para la absorción de vitaminas liposolubles y para el funcionamiento adecuado de nuestro sistema hormonal.

Además de los macronutrientes, una dieta equilibrada también debe incluir una amplia variedad de vitaminas y minerales. Estos micronutrientes desempeñan roles cruciales en numerosas funciones corporales y son necesarios en pequeñas cantidades. Las frutas y verduras coloridas, por ejemplo, son ricas en vitaminas antioxidantes que ayudan a proteger nuestras células contra el daño oxidativo. Los lácteos y alimentos fortificados son excelentes fuentes de calcio, fundamental para la salud ósea. Las carnes magras y los mariscos son ricos en hierro, un mineral necesario para la formación de glóbulos rojos y el transporte de oxígeno.

Al seguir una dieta equilibrada y nutritiva durante el ayuno intermitente, también es esencial prestar atención a la hidratación. El agua es vital para el correcto funcionamiento de nuestro organismo y desempeña un papel crucial en procesos como la digestión, la absorción de nutrientes y la eliminación de toxinas. Durante los períodos de ayuno, es especialmente importante mantenerse bien hidratado, ya que no obtenemos agua directamente de los alimentos. Beber suficiente agua y líquidos saludables, como infusiones de hierbas sin azúcar, ayuda a evitar la deshidratación y promueve el equilibrio de electrolitos.

Además de los aspectos nutricionales, una dieta equilibrada y nutritiva también puede tener un impacto significativo en nuestra relación con la comida. El ayuno intermitente puede generar cierta ansiedad en algunas personas, especialmente al principio. Sin embargo, al adoptar una dieta equilibrada, estamos brindando a nuestro cuerpo los nutrientes esenciales que necesita, lo que puede ayudar a reducir los antojos y mejorar nuestra satisfacción alimentaria. Alimentarnos adecuadamente durante los períodos de alimentación nos ayuda a evitar la sensación de privación y a mantener un equilibrio emocional en relación con la comida.

En resumen, la importancia de una dieta equilibrada y nutritiva en el ayuno intermitente no puede subestimarse. Al seguir una alimentación adecuada durante los períodos de alimentación, aseguramos que nuestro cuerpo reciba los nutrientes necesarios para su funcionamiento óptimo. Los macronutrientes, vitaminas, minerales y la hidratación adecuada son fundamentales para mantener nuestra salud y bienestar mientras practicamos el ayuno intermitente. Además, una dieta equilibrada también puede ayudarnos a tener una relación saludable con la comida y evitar antojos excesivos.

En última instancia, **combinar el ayuno intermitente con una dieta equilibrada y nutritiva nos permite aprovechar al máximo los beneficios de esta práctica y promover una vida saludable en general**.

Recetas y ejemplos de comidas que se ajustan al ayuno intermitente

Al alternar períodos de ayuno con períodos de alimentación, se promueve la quema de grasa, se regula el metabolismo y se mejora la sensibilidad a la insulina. Durante los períodos de alimentación, es importante consumir comidas que se ajusten a los principios del ayuno intermitente y promuevan una nutrición equilibrada. A continuación, se presentan algunas recetas y ejemplos de comidas que se ajustan perfectamente a esta práctica.

<u>**Ensalada de pollo y aguacate**</u>:

Ingredientes:

- ✓ Pechuga de pollo a la parrilla
- ✓ Hojas verdes mixtas (lechuga, espinacas)
- ✓ Aguacate en cubos
- ✓ Tomate cherry
- ✓ Pepino en rodajas
- ✓ Aceite de oliva y limón (para el aliño)

<u>**Preparación**</u>: En un plato, coloca las hojas verdes mixtas como base. Agrega encima el pollo a la parrilla cortado en tiras, los tomates cherry cortados por la mitad, el aguacate en cubos y el pepino en rodajas. Aliña con aceite de oliva y limón al gusto.

<u>Salmón al horno con vegetales</u>:

Ingredientes:

- ✓ Filete de salmón
- ✓ Brócoli
- ✓ Zanahorias
- ✓ Calabacín
- ✓ Aceite de oliva
- ✓ Sal y pimienta (al gusto)
- ✓ Jugo de limón

Preparación: Precalienta el horno a 200 °C. Coloca el filete de salmón en una bandeja para horno y adereza con sal, pimienta y jugo de limón. Añade los vegetales cortados en trozos alrededor del salmón. Hornea por 15-20 minutos.

<u>Batido de proteínas y frutas</u>:

Ingredientes:

- ✓ Proteína en polvo (sabor a elección)
- ✓ Leche de almendras o leche de tu preferencia
- ✓ Plátano
- ✓ Bayas mixtas (frutos rojos)
- ✓ Hielo (opcional)

Preparación: En una licuadora, mezcla la proteína en polvo con la leche de almendras. Agrega el plátano y las bayas mixtas. Sirve en un vaso y disfruta como una opción de comida rápida durante los períodos de alimentación.

<u>**Omelette de vegetales**</u>:

Ingredientes:

- ✓ Huevos
- ✓ Espinacas
- ✓ Pimientos
- ✓ Cebolla
- ✓ Tomates
- ✓ Queso rallado (opcional)
- ✓ Sal y pimienta (al gusto)
- ✓ Aceite de oliva

Preparación: En un recipiente, bate los huevos y sazona con sal y pimienta. En una sartén antiadherente con aceite de oliva, saltea las espinacas, los pimientos, la cebolla y los tomates picados. Agrega los huevos batidos sobre las verduras y esparce el queso rallado por encima. Cocina a fuego medio hasta que el omelette esté cuajado. Dobla por la mitad y sirve caliente.

<u>**Ensalada de quinoa y vegetales**</u>:

Ingredientes:

- ✓ Quinoa cocida
- ✓ Pepino
- ✓ Tomate
- ✓ Pimiento
- ✓ Cebolla morada
- ✓ Perejil fresco
- ✓ Aceite de oliva y limón (para el aliño)

Preparación: En un tazón, mezcla la quinoa cocida con el pepino en cubos, el tomate en trozos, el pimiento en tiras, la cebolla morada en rodajas finas y el perejil picado. Aliña con aceite de oliva y jugo de limón al gusto, y se sirve.

Estas recetas y ejemplos de comidas demuestran que es posible mantener una alimentación equilibrada y nutritiva durante los períodos de alimentación en el ayuno intermitente.
Incluyen una combinación de proteínas, carbohidratos saludables y grasas beneficiosas, junto con una variedad de verduras y frutas. *¡Disfruta de estas deliciosas opciones mientras te beneficias de los efectos positivos del ayuno intermitente en tu salud y bienestar!*

Capítulo 7
Adaptación a largo plazo y mantenimiento de los resultados

Cómo incorporar el ayuno intermitente como un estilo de vida

Si estás interesado en incorporar el ayuno intermitente como un estilo de vida, es importante comprender los principios básicos y adoptar un enfoque gradual y personalizado. A continuación, te presentaré algunos pasos clave para ayudarte a incorporar el ayuno intermitente como parte de tu rutina diaria.

Educación y comprensión: Antes de comenzar con el ayuno intermitente, es esencial educarse y comprender cómo funciona. Investiga los diferentes métodos de ayuno intermitente, como el protocolo 16/8, el ayuno de 24 horas o el ayuno alternativo. Aprende sobre los beneficios y posibles precauciones de cada método. Consulta con un profesional de la salud si tienes alguna condición médica preexistente o si estás tomando medicamentos.

Elige el método adecuado: Una vez que comprendas los diferentes métodos, elige el que se adapte mejor a tu estilo de vida y necesidades. Algunas personas encuentran más fácil comenzar con el protocolo 16/8, que implica ayunar durante 16 horas y tener una ventana de alimentación de 8 horas. Otros pueden preferir el ayuno de 24 horas, donde se realiza un ayuno completo durante un día a la semana. Elige un enfoque que te resulte cómodo y sostenible a largo plazo.

Comienza gradualmente: Es recomendable comenzar gradualmente, especialmente si eres nuevo en el ayuno intermitente. Puedes comenzar extendiendo gradualmente la duración de tu ayuno nocturno hasta alcanzar el protocolo 16/8. Por ejemplo, si normalmente cenas a las 8 p.m., puedes esperar hasta las 10 a.m. para desayunar al día siguiente.

A medida que te sientas más cómodo, puedes probar ayunos más prolongados o explorar otros métodos de ayuno intermitente.

Escucha a tu cuerpo: Si te sientes mareado, débil o experimentas malestar durante el ayuno, es importante hacer ajustes. No te fuerces a seguir un ayuno prolongado si tu cuerpo te está dando señales de que necesita nutrición. El ayuno intermitente debe ser una experiencia positiva y saludable.

Alimentación equilibrada durante los períodos de alimentación: Durante los períodos de alimentación, asegúrate de seguir una dieta equilibrada y nutritiva. El ayuno intermitente no se trata solo de restringir el tiempo de alimentación, sino también de nutrir adecuadamente tu cuerpo durante esos períodos. Opta por alimentos enteros y minimamente procesados, como frutas, verduras, proteínas magras, granos integrales y grasas saludables.

Mantén una hidratación adecuada: Durante los períodos de ayuno, es fundamental mantenerse hidratado. Bebe suficiente agua y líquidos saludables, como tés sin azúcar o agua con infusión de frutas y hierbas. La hidratación adecuada ayuda a controlar el hambre y mantener el equilibrio de electrolitos en el cuerpo. Recuerda que el ayuno intermitente no implica restricción de líquidos, así que asegúrate de consumir suficiente agua a lo largo del día.

Sé flexible y adapta el ayuno a tu estilo de vida: El ayuno intermitente no tiene que ser una práctica rígida y restrictiva. Puedes adaptarlo a tu estilo de vida y circunstancias. Si tienes eventos sociales o compromisos especiales, puedes hacer ajustes en tus ventanas de alimentación o incluso tomar un descanso temporal del ayuno.

La flexibilidad es clave para mantener el ayuno intermitente como un estilo de vida sostenible y saludable.

Mantén un equilibrio emocional y mental: Además de los aspectos físicos, es importante cuidar tu bienestar emocional y mental. El estrés y la ansiedad pueden afectar negativamente tus esfuerzos de ayuno intermitente. Practica técnicas de manejo del estrés, como la meditación, la respiración consciente o el ejercicio regular. Mantén una mentalidad positiva y enfócate en los beneficios para la salud que experimentarás a largo plazo.

Incorporar el ayuno intermitente como un estilo de vida lleva tiempo y paciencia. A medida que te adaptes gradualmente a los cambios y encuentres tu ritmo, comenzarás a disfrutar de los beneficios del ayuno intermitente, como la pérdida de peso, la mejora de la salud metabólica y el aumento de la energía.

Mantenimiento de la salud y prevención de enfermedades a largo plazo

El mantenimiento de la salud y la prevención de enfermedades a largo plazo son temas de gran relevancia en la sociedad actual. En este contexto, el ayuno intermitente ha ganado popularidad como una estrategia efectiva para promover la salud y prevenir enfermedades crónicas. En este texto, exploraremos en detalle qué es el ayuno intermitente y cómo puede contribuir al mantenimiento de la salud a largo plazo.

A diferencia de las dietas restrictivas tradicionales, el enfoque principal del ayuno intermitente no se centra en qué alimentos se deben comer, sino en cuándo se deben consumir.

Existen diferentes métodos de ayuno intermitente, pero los más comunes incluyen el protocolo de ayuno de 16/8, en el cual se ayuna durante 16 horas y se tiene una ventana de alimentación de 8 horas, y el ayuno de días alternos, donde se ayuna por completo un día y se come normalmente al día siguiente.

Una de las principales ventajas del ayuno intermitente es su capacidad para regular los niveles de insulina en el cuerpo. Durante el período de ayuno, el cuerpo agota sus reservas de glucosa y comienza a utilizar las grasas almacenadas como fuente de energía. Esto ayuda a mejorar la sensibilidad a la insulina y a regular los niveles de azúcar en la sangre, lo que puede ser beneficioso para prevenir y controlar enfermedades como la diabetes tipo 2.

Además, el ayuno intermitente promueve la autofagia, un proceso celular que ayuda a eliminar las células dañadas y los componentes celulares no deseados. La autofagia tiene un papel importante en la prevención de enfermedades relacionadas con el envejecimiento, como el cáncer y las enfermedades neurodegenerativas. Al estimular este proceso, el ayuno intermitente puede contribuir a la salud celular y a una mayor longevidad.

Otro beneficio del ayuno intermitente es su capacidad para promover la pérdida de peso y la composición corporal saludable. Al restringir la ventana de alimentación y limitar el número de comidas, se reduce la ingesta calórica total y se favorece la quema de grasa. Además, el ayuno intermitente puede aumentar la tasa metabólica, lo que ayuda a mantener un peso saludable a largo plazo.

El ayuno intermitente también puede tener efectos positivos en la salud cardiovascular. Estudios han demostrado que el ayuno intermitente puede mejorar los niveles de lípidos en la sangre, reducir la presión arterial y disminuir la inflamación, factores de riesgo importantes para enfermedades cardíacas. Al mantener estos factores bajo control, el ayuno intermitente puede ayudar a prevenir el desarrollo de enfermedades cardiovasculares.

Es importante destacar que el ayuno intermitente no es adecuado para todas las personas y puede haber contraindicaciones para ciertos grupos, como mujeres embarazadas, personas con trastornos alimentarios o aquellas con condiciones médicas preexistentes. Siempre es recomendable consultar con un profesional de la salud antes de iniciar cualquier tipo de ayuno.

Además del ayuno intermitente, es fundamental adoptar un enfoque integral para el mantenimiento de la salud a largo plazo. Esto implica seguir una alimentación balanceada y nutritiva durante los períodos de alimentación, realizar actividad física regularmente, mantener una buena hidratación, descansar adecuadamente y manejar el estrés de manera efectiva. Estas prácticas combinadas con el ayuno intermitente pueden potenciar los beneficios para la salud y promover un estilo de vida saludable en general.

Entre los beneficios del ayuno intermitente se incluyen la regulación de los niveles de insulina, la promoción de la autofagia, la pérdida de peso, la mejora de la salud cardiovascular y la longevidad.

Sin embargo, es importante tener en cuenta que el ayuno intermitente no es adecuado para todos y se deben considerar las condiciones individuales.

Siempre es recomendable buscar orientación profesional antes de iniciar cualquier programa de ayuno intermitente. Al combinar el ayuno intermitente con otras prácticas saludables, podemos fortalecer nuestro bienestar y disfrutar de una vida plena y activa a largo plazo.

Posibles combinaciones del ayuno intermitente con otros enfoques de estilo de vida saludable

El ayuno intermitente consiste en alternar períodos de alimentación con períodos de ayuno, lo que puede tener varios beneficios para la salud. Sin embargo, también es importante considerar cómo se puede combinar el ayuno intermitente con otros enfoques de estilo de vida saludable para obtener resultados óptimos.

Una de las combinaciones más comunes es el ayuno intermitente con una dieta equilibrada y nutritiva. Mientras que el ayuno intermitente se enfoca en cuándo comer, una dieta saludable se enfoca en qué comer. Al combinar los dos enfoques, se puede maximizar la ingesta de nutrientes durante los períodos de alimentación y asegurarse de que el cuerpo reciba todos los nutrientes esenciales necesarios para funcionar correctamente.

Por ejemplo, se puede optar por una dieta rica en frutas, verduras, proteínas magras y grasas saludables durante los períodos de alimentación. Estos alimentos proporcionan una amplia gama de vitaminas, minerales y antioxidantes que son esenciales para mantener una buena salud. Al mismo tiempo, durante los períodos de ayuno, el cuerpo puede beneficiarse de la quema de grasa almacenada para obtener energía, lo que puede ayudar en la pérdida de peso.

Otra combinación interesante es el ayuno intermitente con el ejercicio regular. El ejercicio es fundamental para mantener un estilo de vida saludable y el ayuno intermitente puede potenciar los efectos del ejercicio en el cuerpo. Durante el ayuno, el cuerpo puede movilizar más fácilmente las reservas de grasa, lo que puede aumentar la quema de grasa durante el ejercicio. Además, algunos estudios sugieren que el ayuno intermitente puede aumentar los niveles de hormonas del crecimiento, lo que puede tener efectos positivos en la construcción muscular y la recuperación después del ejercicio.

Es importante destacar que el ayuno intermitente no es adecuado para todas las personas, especialmente aquellas con condiciones médicas preexistentes. Siempre es recomendable consultar con un profesional de la salud antes de comenzar cualquier régimen de ayuno o ejercicio.

Además de la combinación con la dieta y el ejercicio, el ayuno intermitente también se puede combinar con otras prácticas saludables, como el sueño adecuado y el manejo del estrés. El sueño insuficiente y el estrés crónico pueden afectar negativamente la salud y el bienestar en general. El ayuno intermitente puede ayudar a regular los ritmos circadianos y promover un sueño de mejor calidad. Además, algunos estudios sugieren que el ayuno intermitente puede tener efectos positivos en el equilibrio hormonal y el manejo del estrés.

El ayuno intermitente puede combinarse de varias formas con otros enfoques de estilo de vida saludable. Ya sea que se combine con una dieta equilibrada, el ejercicio regular, el sueño adecuado o el manejo del estrés, es importante encontrar la combinación adecuada que funcione para cada individuo.

Como siempre, es recomendable buscar orientación profesional y adaptar cualquier enfoque a las necesidades y condiciones personales. Al combinar el ayuno intermitente con otros hábitos saludables, se puede maximizar el potencial de mejorar la salud y el bienestar en general.

Capítulo 8
Preguntas frecuentes y mitos desacreditados

Respuestas a las preguntas más frecuentes sobre el ayuno intermitente

El ayuno intermitente es un enfoque dietético que ha generado muchas preguntas y dudas entre las personas que están interesadas en probarlo. Responderemos a las preguntas más frecuentes sobre el ayuno intermitente para ayudarte a comprender mejor este método y tomar decisiones informadas sobre tu salud.

¿Qué es el ayuno intermitente?

El ayuno intermitente es un patrón alimentario en el que alternas períodos de ayuno con períodos de alimentación. Hay diferentes métodos de ayuno intermitente, pero los más comunes son el método 16/8 (16 horas de ayuno y 8 horas de alimentación) y el ayuno de días alternos (días de ayuno completo alternados con días de alimentación normal).

¿Cuáles son los beneficios del ayuno intermitente?

El ayuno intermitente ha sido asociado con varios beneficios potenciales para la salud. Estos incluyen la pérdida de peso, la mejora de la sensibilidad a la insulina, la reducción de la inflamación, la mejora de la función cerebral y la protección contra la diabetes tipo 2 y enfermedades cardíacas.

¿Es seguro el ayuno intermitente?

En general, el ayuno intermitente es seguro para la mayoría de las personas sanas. Sin embargo, puede no ser adecuado para ciertos grupos de personas, como aquellos con trastornos alimentarios, mujeres embarazadas o en período de lactancia, personas con bajo peso o aquellos con condiciones médicas subyacentes.

Siempre es recomendable consultar a un profesional de la salud antes de comenzar cualquier tipo de ayuno.

¿Puedo beber líquidos durante el ayuno?

Sí, durante el ayuno intermitente se permite el consumo de líquidos sin calorías, como agua, té y café sin azúcar. Estos líquidos pueden ayudar a mantenerte hidratado y reducir la sensación de hambre durante el período de ayuno.

¿Puedo hacer ejercicio durante el ayuno?

Sí, esta permitido hacer ejercicio mientras se practica el ayuno intermitente. Sin embargo, es importante escuchar a tu cuerpo y ajustar la intensidad y duración del ejercicio según tus niveles de energía. Algunas personas encuentran útil hacer ejercicio ligero o moderado durante el ayuno, mientras que otras prefieren hacerlo durante el período de alimentación.

¿Puedo tomar medicamentos durante el ayuno?

Si estás tomando medicamentos recetados, es importante hablar con tu médico antes de comenzar el ayuno intermitente. Algunos medicamentos deben tomarse con alimentos, por lo que es posible que necesites ajustar el horario de tus medicamentos durante el período de alimentación.

¿El ayuno intermitente es efectivo para perder peso?

El ayuno intermitente puede ser efectivo para la pérdida de peso debido a la restricción de calorías inherente en el método. Sin embargo, es importante tener en cuenta que la pérdida de peso también depende de otros factores, como la calidad de los alimentos que consumes durante el período de alimentación y tu nivel de actividad física.

¿Puedo seguir una dieta específica mientras practico el ayuno intermitente?

Sí, puedes combinar el ayuno intermitente con diferentes enfoques dietéticos, como la dieta cetogénica, la dieta mediterránea o cualquier otra dieta saludable que se ajuste a tus necesidades y preferencias. Lo importante es asegurarte de que tus comidas durante el período de alimentación sean equilibradas y nutritivas.

¿El ayuno intermitente es adecuado para todos?

Como se mencionó anteriormente, hay ciertos grupos de personas que deben evitar el ayuno intermitente debido a posibles riesgos para la salud. Además, es importante escuchar a tu cuerpo y detener el ayuno si experimentas efectos negativos significativos, como mareos, debilidad extrema o cambios drásticos en tu peso corporal.

¿Cuánto tiempo debo practicar el ayuno intermitente para ver resultados?

La cantidad de tiempo que necesitas practicar el ayuno intermitente para ver resultados puede variar según cada individuo. Algunas personas pueden experimentar beneficios en cuestión de semanas, mientras que otras pueden tardar más tiempo.

Es importante tener en cuenta que el ayuno intermitente no es adecuado para todos y que es crucial buscar orientación médica antes de comenzar cualquier tipo de ayuno. Escucha a tu cuerpo, mantén una alimentación equilibrada durante los períodos de alimentación y haz ajustes según tus necesidades individuales.

Desacreditación de mitos y conceptos erróneos comunes

Como ocurre con cualquier tendencia o método, han surgido una serie de mitos y conceptos erróneos que pueden generar confusión y desinformación. En esta sección, desacreditaremos algunos de los mitos más comunes sobre el ayuno intermitente y aclararemos conceptos erróneos para ayudarte a tener una comprensión más precisa de esta práctica.

Mito 1: El ayuno intermitente es una forma de pasar hambre

Uno de los mayores malentendidos sobre el ayuno intermitente es que se trata de privarse de alimentos y pasar hambre. Sin embargo, el ayuno intermitente no se trata de restricción calórica extrema ni de privarse de nutrientes esenciales. Se basa en establecer horarios de alimentación regulares y períodos de ayuno controlados para optimizar los procesos metabólicos del cuerpo.

Mito 2: El ayuno intermitente ralentiza el metabolismo

Existe la creencia de que el ayuno intermitente puede ralentizar el metabolismo y dificultar la pérdida de peso. Sin embargo, las pruebas de la ciencia certifican lo contrario. Varios estudios han demostrado que el ayuno intermitente puede tener un efecto positivo en el metabolismo al aumentar la quema de grasa y mejorar la sensibilidad a la insulina.

Mito 3: El ayuno intermitente causa la pérdida de masa muscular

Otro mito común es que el ayuno intermitente provoca la pérdida de masa muscular.

Si bien es cierto que durante el ayuno se produce una disminución de los niveles de glucógeno muscular, el cuerpo recurre a las reservas de grasa para obtener energía en lugar de utilizar proteínas musculares.

Además, si se combina el ayuno intermitente con ejercicio y una alimentación adecuada, se puede mantener e incluso ganar masa muscular.

Mito 4: El ayuno intermitente es solo para perder peso

Si bien el ayuno intermitente puede ser eficaz para la pérdida de peso, su beneficio no se limita a eso. Además de ayudar en el control del peso, el ayuno intermitente ha demostrado tener efectos positivos en la salud metabólica, la función cerebral, la longevidad y la protección contra enfermedades crónicas anteriormente mencionadas.

Mito 5: El ayuno intermitente es igual para todos

Hay diferentes enfoques y métodos de ayuno intermitente, y lo que funciona para una persona puede no funcionar para otra. Es importante encontrar el método de ayuno intermitente que se adapte a tu estilo de vida, preferencias y necesidades individuales. Algunas personas pueden sentirse mejor con el método 16/8, mientras que otras pueden preferir el ayuno de días alternos o el ayuno en días selectivos.

Mito 6: El ayuno intermitente es una solución rápida

El ayuno intermitente no es una solución milagrosa o una estrategia rápida para perder peso de forma instantánea. Requiere tiempo, paciencia y consistencia para obtener resultados significativos y duraderos. Además, es importante combinar el ayuno intermitente con una alimentación saludable y equilibrada, así como con un estilo de vida activo.

Mito 7: El ayuno intermitente no es seguro

La seguridad del ayuno intermitente depende de cada individuo y de su estado de salud general. En general, el ayuno intermitente es seguro para la mayoría de las personas sanas. Sin embargo, aquellos con condiciones médicas preexistentes o que están tomando medicamentos deben consultar a un profesional de la salud antes de comenzar cualquier tipo de ayuno. También es fundamental escuchar a tu cuerpo y detener el ayuno si experimentas efectos negativos significativos.

Mito 8: El ayuno intermitente es solo una moda pasajera

Aunque el ayuno intermitente ha ganado popularidad en los últimos años, no es simplemente una moda pasajera. Hay una base científica sólida que respalda sus beneficios y muchos estudios respaldan su efectividad. Además, el ayuno intermitente tiene raíces históricas y culturales en diferentes tradiciones y prácticas religiosas.

En conclusión, es importante desacreditar los mitos y conceptos erróneos sobre el ayuno intermitente para tener una comprensión precisa de esta práctica. El ayuno intermitente no se trata de pasar hambre, puede tener efectos positivos en el metabolismo y la salud en general, no necesariamente conduce a la pérdida de masa muscular y no es una solución rápida.

Abordaje de preocupaciones y posibles efectos secundarios

El ayuno intermitente se ha promocionado como una forma efectiva de mejorar la sensibilidad a la insulina, promover la autofagia celular y regular el metabolismo.

Sin embargo, como con cualquier cambio en la alimentación o estilo de vida, es importante considerar las preocupaciones y posibles efectos secundarios asociados con el ayuno intermitente.

Una de las preocupaciones más comunes sobre el ayuno intermitente es la sensación de hambre y la dificultad para mantener el régimen de ayuno. Para algunas personas, puede resultar desafiante abstenerse de comer durante largos períodos de tiempo, lo que puede llevar a la ansiedad y el deseo de comer en exceso durante los períodos de alimentación. Esto puede resultar en un efecto contrario al deseado, ya que el exceso de ingesta de alimentos puede conducir a un aumento de peso en lugar de la pérdida esperada.

Además, el ayuno intermitente puede no ser adecuado para todos. Las personas que tienen trastornos alimentarios, como la bulimia o la anorexia, deben evitar el ayuno intermitente, ya que puede desencadenar comportamientos alimentarios no saludables o reforzar patrones de restricción. Del mismo modo, las personas con diabetes o problemas de azúcar en la sangre deben consultar a su médico antes de comenzar cualquier régimen de ayuno, ya que puede afectar los niveles de glucosa en el cuerpo.

Otra preocupación importante es la posible falta de nutrientes durante los períodos de ayuno. Si no se planifica cuidadosamente, el ayuno intermitente puede resultar en una ingesta insuficiente de vitaminas, minerales y otros nutrientes esenciales para el funcionamiento óptimo del cuerpo. Es fundamental asegurarse de que los períodos de alimentación incluyan alimentos nutritivos y equilibrados para evitar deficiencias nutricionales.

Además de las preocupaciones, también se han planteado posibles efectos secundarios del ayuno intermitente. Algunas personas informan experimentar síntomas como mareos, fatiga, irritabilidad y dificultad para concentrarse durante los períodos de ayuno. Estos efectos secundarios pueden ser el resultado de una disminución de los niveles de glucosa en sangre y cambios en el equilibrio hormonal del cuerpo. Es importante escuchar a su cuerpo y adaptar el ayuno intermitente según sus necesidades individuales.

Otro posible efecto secundario del ayuno intermitente es el impacto en el ritmo circadiano y el sueño. Algunas personas encuentran que el ayuno prolongado puede interferir con su patrón de sueño natural, lo que puede afectar negativamente su bienestar general. La falta de sueño adecuado puede tener consecuencias para la salud a largo plazo, incluyendo problemas metabólicos, deterioro cognitivo y alteraciones del estado de ánimo.

Antes de embarcarse en cualquier plan de ayuno intermitente, es recomendable buscar orientación médica o nutricional para evaluar si es adecuado para su situación y estado de salud específicos.

En definitiva, el ayuno intermitente puede ser una herramienta efectiva para mejorar la salud y perder peso, pero es importante abordar las preocupaciones y posibles efectos secundarios asociados con esta práctica. La sensación de hambre, la dificultad para mantener el ayuno, la posible falta de nutrientes, los síntomas adversos y el impacto en el sueño son aspectos a considerar. Cada individuo debe evaluar cuidadosamente si el ayuno intermitente es adecuado para ellos y buscar asesoramiento profesional antes de comenzar cualquier régimen de ayuno.

Conclusión

En este libro, hemos explorado el fascinante mundo del ayuno intermitente y hemos descubierto cómo esta práctica puede ser una poderosa herramienta para mejorar nuestra salud y vitalidad. A lo largo de estas páginas, hemos aprendido los fundamentos del ayuno intermitente, sus beneficios potenciales y cómo implementarlo de manera segura y efectiva en nuestra vida diaria.

El ayuno intermitente no es solo una moda pasajera o una tendencia de la industria de la salud y el bienestar, sino un enfoque científicamente respaldado que ha existido durante siglos en diferentes culturas. Desde los antiguos griegos hasta los sabios ayurvedas de la India, el ayuno ha sido considerado como una práctica poderosa para desintoxicar el cuerpo, mejorar la claridad mental y promover la longevidad.

En este libro, hemos desmitificado muchos conceptos erróneos sobre el ayuno intermitente y hemos proporcionado una guía clara y sencilla para comenzar con esta práctica. Hemos explorado diferentes métodos de ayuno, desde el popular protocolo 16/8 hasta el ayuno de días alternos y el ayuno prolongado. Cada uno de estos métodos tiene sus propias características y beneficios únicos, y hemos destacado cómo elegir el enfoque adecuado según nuestros objetivos y estilo de vida.

Al implementar el ayuno intermitente, hemos descubierto que no solo se trata de restringir la ingesta de alimentos durante ciertos períodos, sino de adoptar un enfoque integral para mejorar nuestra relación con la comida y promover una alimentación consciente.

A medida que hemos explorado los aspectos prácticos del ayuno, también hemos aprendido a escuchar a nuestro cuerpo, a prestar atención a nuestras señales de hambre y saciedad, y a nutrirnos adecuadamente durante los períodos de alimentación.

Una de las principales ventajas del ayuno intermitente es su impacto positivo en nuestra salud metabólica. A medida que nuestro cuerpo se adapta a períodos de ayuno, experimentamos una mejora en la sensibilidad a la insulina, lo que puede ayudar a regular los niveles de azúcar en la sangre y prevenir enfermedades como la diabetes tipo 2. Además, el ayuno intermitente ha demostrado tener efectos beneficiosos en la reducción del colesterol, la presión arterial y la inflamación, factores de riesgo asociados con enfermedades cardiovasculares.

Otro aspecto importante que hemos abordado en este libro es el impacto del ayuno intermitente en la función cerebral. A medida que nuestro cuerpo entra en un estado de cetosis durante los períodos de ayuno, el cerebro se alimenta de cuerpos cetónicos, lo que puede mejorar la claridad mental, la concentración y el enfoque. Además, se ha observado que el ayuno intermitente promueve la producción de factores neurotróficos, proteínas que estimulan el crecimiento y la regeneración de las células cerebrales, lo que podría tener un impacto positivo en la prevención de enfermedades neurodegenerativas como el Alzheimer.

El ayuno intermitente también puede ser una estrategia efectiva para perder peso de manera saludable. Al restringir la ventana de alimentación y permitir que el cuerpo utilice las reservas de grasa como fuente de energía, podemos lograr una pérdida de peso sostenible sin recurrir a dietas restrictivas o programas intensivos de ejercicio.

Sin embargo, es importante tener en cuenta que el ayuno intermitente no se trata solo de contar calorías, sino de adoptar un enfoque holístico que incluya una alimentación equilibrada y la práctica regular de actividad física.

A lo largo de este libro, también hemos abordado las preocupaciones y posibles efectos secundarios del ayuno intermitente. Hemos aprendido que, si bien el ayuno intermitente puede ser seguro y beneficioso para la mayoría de las personas, es importante tener en cuenta factores individuales como trastornos alimentarios, condiciones médicas preexistentes o medicamentos que puedan interactuar con el ayuno. Recomendamos encarecidamente que consultemos a un profesional de la salud antes de comenzar cualquier programa de ayuno intermitente, especialmente si tenemos inquietudes específicas o condiciones médicas subyacentes.

En resumen, el ayuno intermitente es una poderosa herramienta que nos permite mejorar nuestra salud y vitalidad de manera sencilla y efectiva. A través de su implementación adecuada, podemos optimizar nuestra función metabólica, promover la claridad mental, prevenir enfermedades crónicas y lograr una pérdida de peso saludable. Sin embargo, es fundamental recordar que cada persona es única y que el ayuno intermitente puede no ser adecuado para todos. Escuchar a nuestro cuerpo, buscar orientación profesional y adaptar el ayuno a nuestras necesidades individuales son elementos clave para obtener los máximos beneficios de esta práctica.

Al finalizar este libro, espero haber proporcionado una guía clara y completa sobre el ayuno intermitente, y haber inspirado a los lectores a explorar esta práctica y descubrir cómo puede transformar su salud y bienestar.

Recuerda que el camino hacia la salud es un viaje personal y continuo, y el ayuno intermitente puede ser una herramienta valiosa en ese camino. *¡Aquí está a una vida llena de salud, vitalidad y equilibrio a través del ayuno intermitente!*

Referencias Bibliográficas

- Patterson, R. E., Sears, D. D., & Kerr, J. (2017). The effect of intermittent fasting on health and disease markers: A review. US National Library of Medicine National Institutes of Health, 12(8), e0189426.

- Stockman, M. C., Thomas, D., & Burke, L. E. (2018). Defining intermittent fasting: current trends and future directions. US National Library of Medicine National Institutes of Health, 22(6), 688-693.

- Longo, V. D., & Mattson, M. P. (2014). Fasting: molecular mechanisms and clinical applications. US National Library of Medicine National Institutes of Health, 16(1), 19-36.

- Marcos, A. (2019). Ayuno intermitente y salud: una revisión. Anales del Sistema Sanitario de Navarra, 42(1), 113-128.

- Rodríguez, C., González, C., Lázaro, J., & del Pozo, M. (2020). Efectos del ayuno intermitente en la salud metabólica y el envejecimiento. Nutrición Hospitalaria, 37(4), 810-818.

Consejo Final

*El **ayuno intermitente** no es una dieta de moda ni una solución mágica. Es una herramienta poderosa, ancestral y natural que, bien utilizada, puede transformar tu salud, tu energía y tu relación con la comida.*

Escucha a tu cuerpo, respeta tus tiempos y recuerda que los grandes cambios no vienen de la perfección, sino de la constancia. No se trata de sufrir, sino de aprender a vivir mejor.

Empieza hoy, con lo que tengas, desde donde estés. El mejor momento para cuidar de ti siempre es ahora.

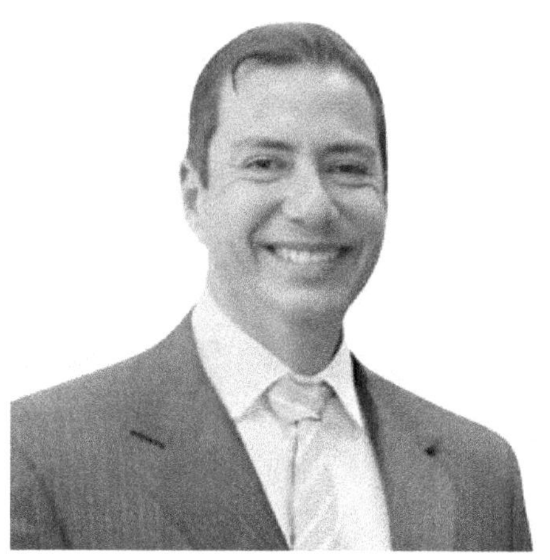

Sobre el Autor

Ruben Dario Aguirreche Reyes, es Abogado venezolano y Magíster en Derecho del Trabajo, con una destacada trayectoria como investigador y escritor. Su pasión por el conocimiento lo ha llevado a publicar varios libros en Amazon, abordando temas diversos con un enfoque práctico y riguroso.

Más allá del mundo jurídico, es un entusiasta deportista y un constante explorador de temas vinculados a la salud, el bienestar y el rendimiento humano. Su interés por el ayuno intermitente nació de una búsqueda personal por mejorar su estilo de vida y optimizar su salud de forma natural, lo que lo llevó a investigar a fondo esta práctica ancestral y sus aplicaciones modernas.

En este libro, comparte los secretos mejor guardados del ayuno intermitente con un lenguaje claro y accesible, respaldado por investigaciones científicas y su experiencia personal. Su objetivo es brindar herramientas reales para que cualquier persona pueda transformar su salud y alcanzar una vida más plena y energética.

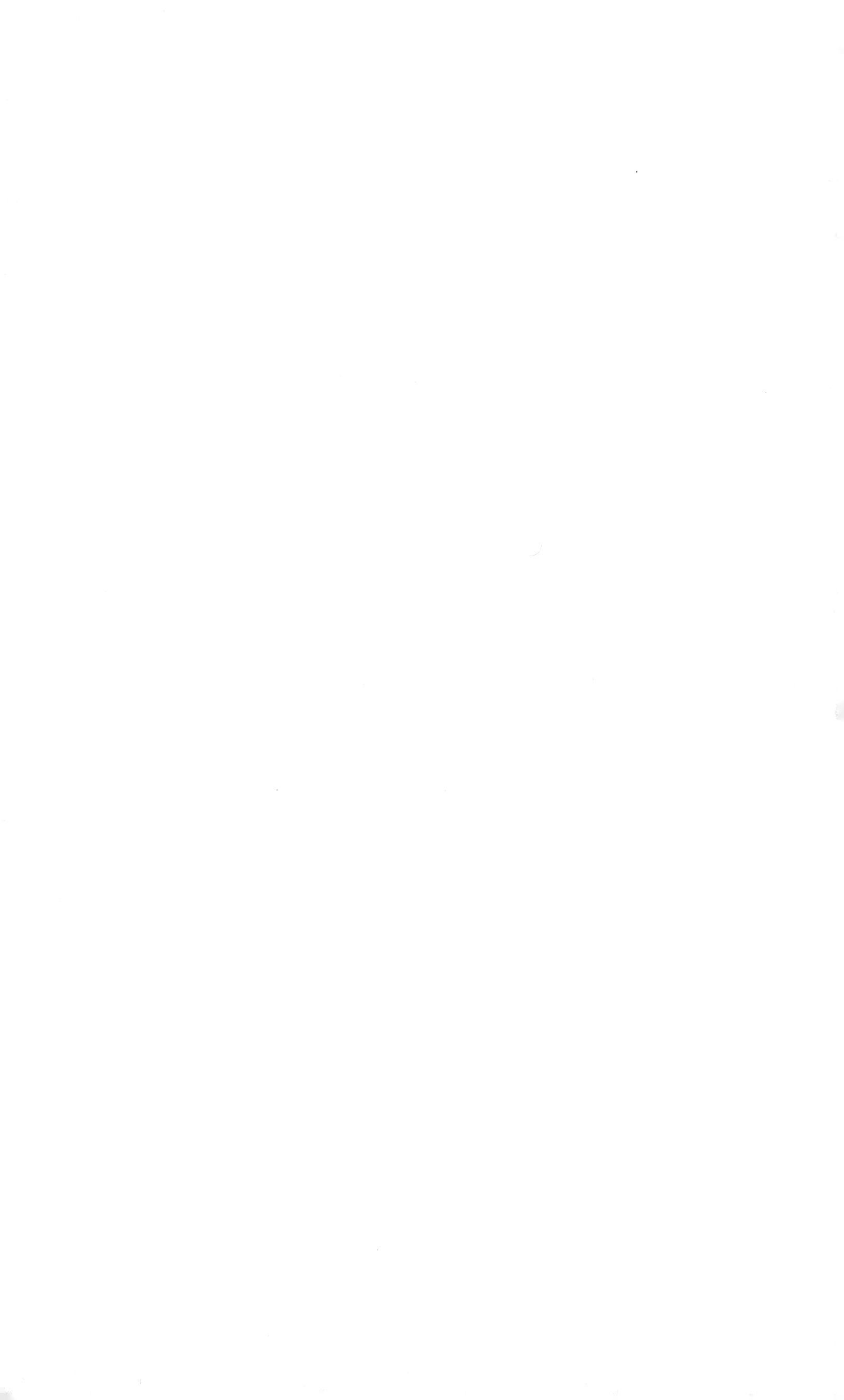

www.ingramcontent.com/pod-product-compliance
Lightning Source LLC
Chambersburg PA
CBHW070135260726
48658CB00001B/424